JN168010

心が整うCD付き

＼1日3分聴くだけ！／

心がスッキリ片づく習慣

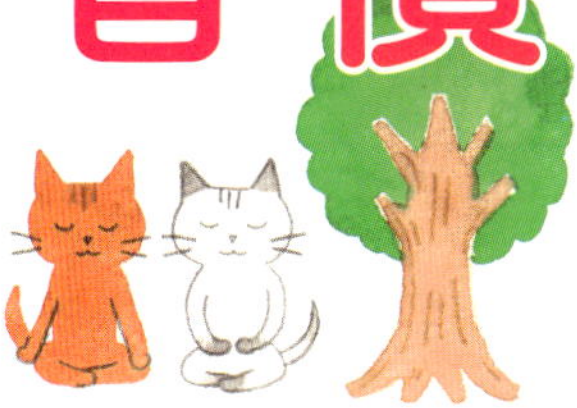

吉田昌生 著
Yoshida Masao

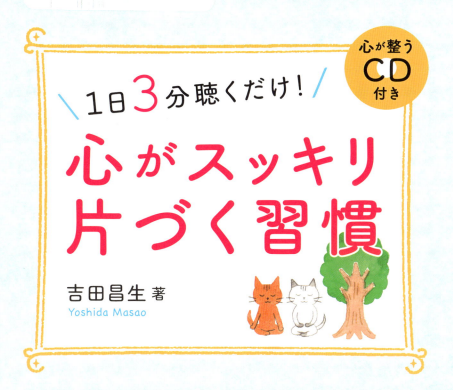

WAVE出版

はじめに

心を整えるマインドフルネス

「最近考えすぎる」
「イライラや怒りをおさえられない」
「つらいことが続いて落ち込んでいる」
「ストレスで眠れない」
「仕事や勉強に集中できない」
「年齢とともに、身体の不調を感じやすくなった」
「つねに不安感があり、息苦しさを感じる」

あなたは、こんなモヤモヤを抱えていませんか？
いつも同じようなパターンでイライラしたり、考えても答えが出ないようなことを

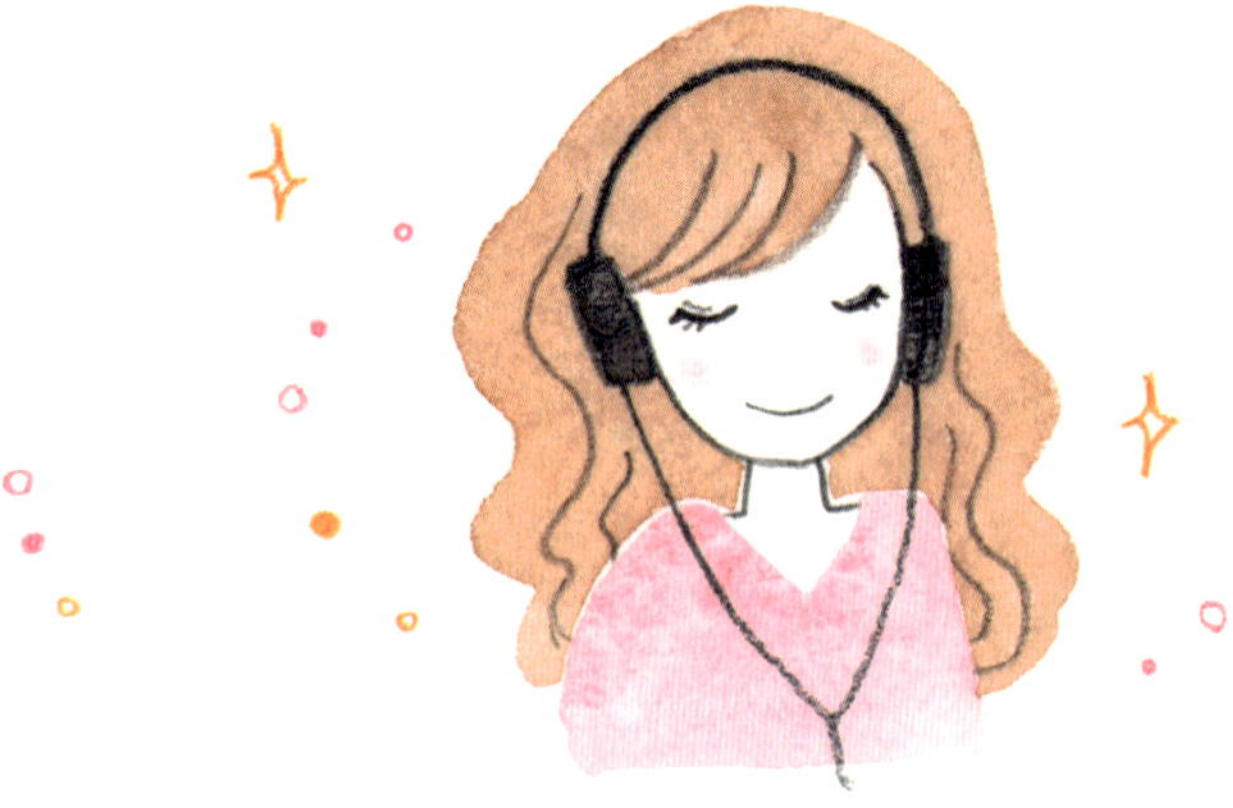

くよくよ考えすぎてしまったりして、ストレスをためこんでいないでしょうか。
それでも皆、仕事や勉強、家事、育児……さまざまな役割に忙しく、やることも考えることもいっぱいいっぱいで、毎日をなんとかやり過ごさなくてはなりません。

そんな心を落ち着かせてくれると今大注目されているのが、「マインドフルネス」。欧米を中心に大流行している心理療法で、スティーブ・ジョブズやビル・ゲイツ、松下幸之助、イチローなどをはじめとしたトップ経営者やアスリートなど、著名人がこぞって習慣にしていることで、日本でも知られるようになりました。

いま、モノを極力持たないシンプルライフが流行していますが、それは頭の中にもいえることです。
この本で紹介する「マインドフルネス」は、ふだん考えごとでいっぱいになっている私たちの頭のなかをリセットしてモヤモヤをスッキリと片づけ、また新しいことを考えたり行動したりするパワーをくれる、いわば心の整理術なのです。

通勤・通学時間、家事の合い間など、一日のなかのあらゆるスキマ時間を有効活用して、こりかたまった心身をリラックスさせ、気持ちをリセットする新しい習慣を身につけましょう。

1日10分でも、あるいは3分でも、1分でも大丈夫です。マインドフルネスを続けているうちに、自分のなかに起こる変化を必ず実感できることと思います。

それは多くの人にとってそうであったように、大げさではなく、あなたの人生を変えるきっかけになります。

この本によって、あなたの望む人生をつかむお手伝いができれば、こんなにうれしいことはありません。

吉田昌生

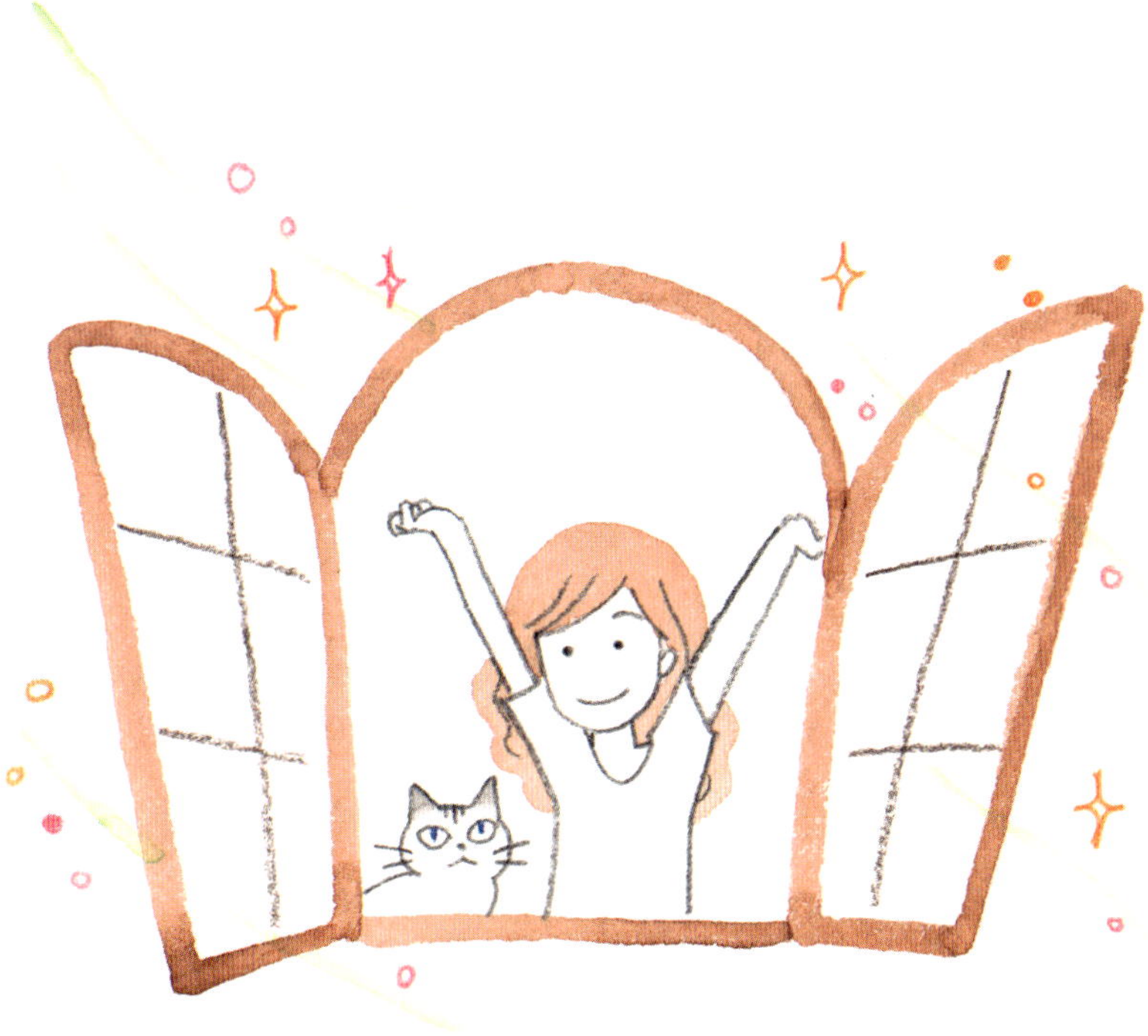

マインドフルネスの効果

ストレスが軽くなる

マインドフルネスをすると心身が深く休息し、緊張が解けて、ストレスが消えていきます。欧米ではすでに多くの実証的研究報告があり、ストレス対処法の一つとして、うつやトラウマなど精神的な障害をはじめ、慢性疼痛、ガン、心臓病患者にも効果があることが証明されています。

心が落ちつく

マインドフルネスを習慣化していくと、自分のなかで起こっていることに気づく力が高まります。そうするとイライラ、焦り、恐怖、不安などの感情に巻き込まれることなく、冷静な対応や判断ができるようになり、ものごとに動じにくくなります。

人間関係が良くなる

マインドフルネスで自分の内側で起こっている感情や感覚をありのままに受けいれる器が育ってくると、自分に対しても、他人に対しても、思いやりの心が育まれていき、より豊かな人間関係を築けるようになります。

心も体も若返り、美しくなる

本書でご紹介する姿勢や呼吸法を続けていくと、体幹が締まり、立ち姿や座り姿がキレイになります。また基礎代謝が上がり、体内のデトックス機能が高まります。さらに体内物質セロトニンが生まれ、自然治癒力の向上、生理不順、更年期障害などにも良い影響を与えます。

睡眠の質が上がり、安眠できる

呼吸を調えることで、交感神経と副交感神経のバランスが整い、身体の緊張やストレスが解消されていくため、自然と深い睡眠につながります。

特に夜、就寝前に瞑想してから眠ると、一日に起こったさまざまな出来事が一度リセットされるので、翌朝すっきり目覚めることができます。

集中力が高まる

一点に注意を集中させる力が鍛えられて、仕事や学習の効率がグンと上がります。同じ仕事（勉強）量を、より短い時間でより集中してこなせるようになります。またスポーツにおいても、より高いパフォーマンスを発揮することができます。

新しいアイディアがわいてくる

マインドフルネスをすると、まるで空気清浄機のフィルターが交換されたかのように頭のなかがスッキリします。また心身がリラックスしていながら覚醒した状態なので、普段の思考状態では生まれないような斬新なアイディアや、まったく新しい企画が生まれたりします。

「引き寄せ」体質になる

集中力が養われることで、目標から遠ざかりそうになっている自分に気づき、本来の目標のほうへ引き戻す力が高まります。またセルフイメージが変わり、自分は最善の未来を切り開いていけると心から信じられるようになるので、結果的に幸運を引き寄せます。

CDを聴きながらかんたん瞑想をやってみよう

朝の瞑想

1日をマインドフルにすごすための準備

TRACK 1
準備（約3分30秒）
——中心軸をさだめる

TRACK 2
基本姿勢（約5分）
——安定して快適な姿勢になる

TRACK 3
呼吸法（約6分）
——リラックスするために

TRACK 4
マインドフルネス瞑想（約10分）
——集中力を高める

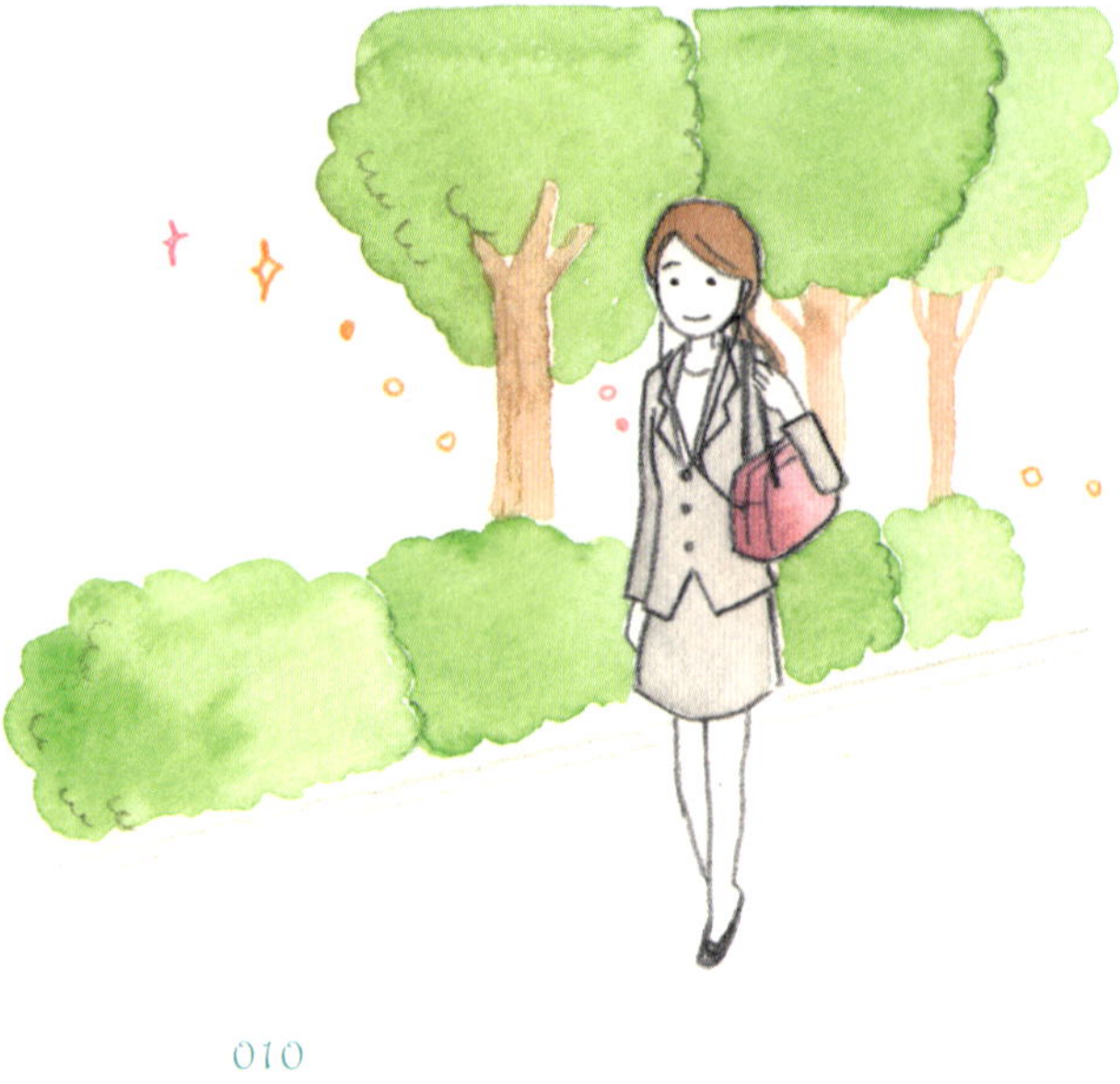

※全部通してやる必要はありません。時間に応じて好きな組み合わせで聴いていただいて大丈夫です。より効果的なCDの使い方についてはP55〜56を参照してください。

3分でできるミニ瞑想

気分をリセットしたいときに

TRACK 5
感情を感じる（約3分）

TRACK 6
呼吸に集中する（約3分）

祈りの瞑想

心が和らぎ、人間関係がうまくいく

TRACK 7
感謝の瞑想（約3分）

夜の瞑想

緊張感を解き、良質の眠りに導く

TRACK 8
ハミング瞑想（約3分）

TRACK 9
全身で呼吸する（約5分）

TRACK 10
観察瞑想（約4分）

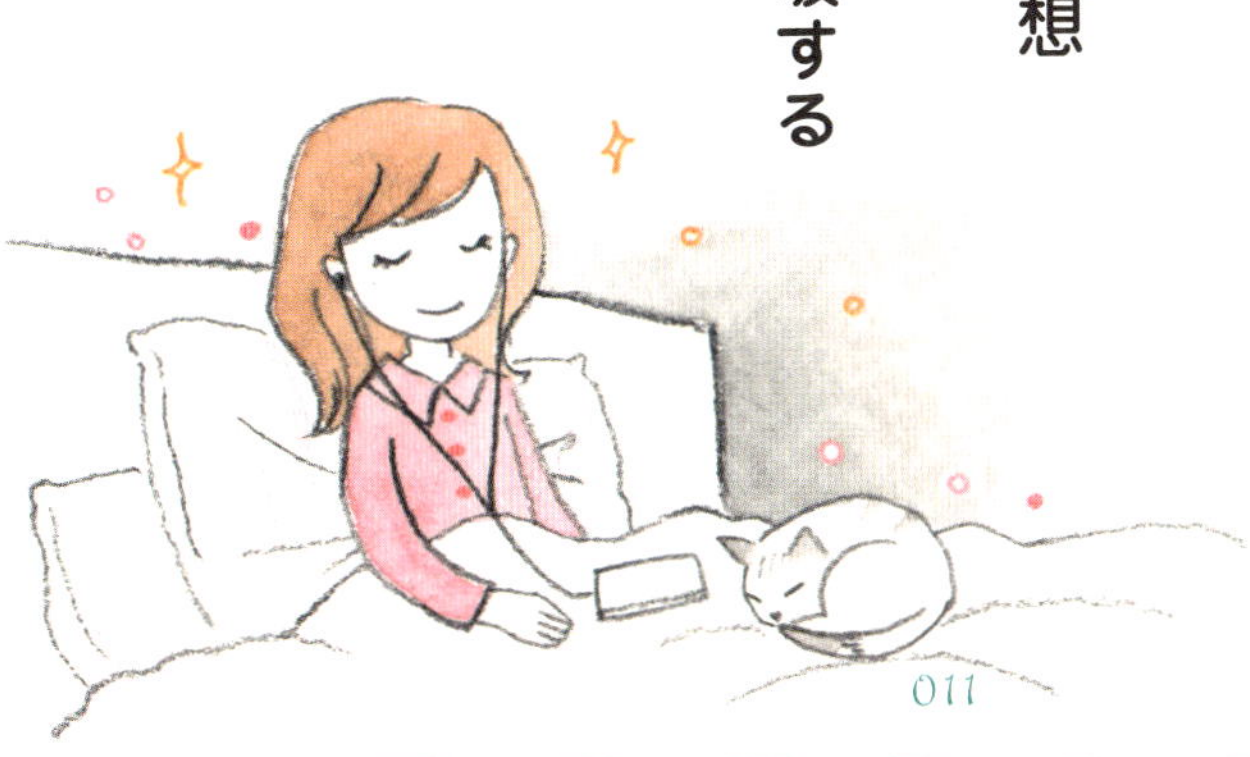

1日3分聴くだけ！ 心がスッキリ片づく習慣　目次

はじめに――心を整えるマインドフルネス・2
マインドフルネスの効果・6
CDを聴きながらかんたん瞑想をやってみよう・10

Capter1

心の片づけをはじめましょう

◆一流の人がやっている心の整理術・16
◆マインドフルネスとは・17
◆マインドフルネスってなにをやるの？・20
◆マインドフルネスをやってみよう・22
◆きほん① 姿勢が心を調える・26
◆きほん② 正しい姿勢のつくり方・28
◆きほん③ 瞑想にみちびく準備運動・32

Capter2

知っておきたいマインドフルネスのコツ

◆きほん④ 瞑想で呼吸が重要なワケ・36
◆きほん⑤ 瞑想に適した呼吸とは？・38
◆きほん⑥ 現代人は呼吸が浅い・44
◆きほん⑦ リラックスを深める呼吸のコツ・46
◆マインドフルネスのギモン　Q&A・50
◆マインドフルネス5つのポイント・58
◆静と動の練習・66
◆「気づく力」を高める・70
◆浮かんでくる雑念の対処法・74
◆思考とのつきあい方・78
◆体の感覚と外部の音について・81
Column 自己否定の思考に気づいたら？・84

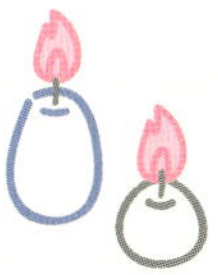

Capter3

もっと自分らしく生きるために

◆日常生活をマインドフルにすごす・86
◆「いつものパターン」から自分を解放しよう・88
◆瞑想で「感性」を高める・92
◆心の声を聞く方法・94
◆自分の感情をみる練習・96
◆「怒り」の対処法を知ろう・98
◆思考と感情の裏にある「モノの見方」に気づく・100

ブックデザイン：松好那名（matt's work）

Capter 1

心の片づけをはじめましょう

一流の人がやっている心の整理術

近ごろ注目されているマインドフルネスとは、ストレスを軽くし、集中力をUPさせてくれる心理療法のこと。仏教で行われている瞑想をベースにしたもので、「マインドフルネス」という名前は英語で「注意していること」という意味です。

スティーブ・ジョブズやビル・ゲイツ、イチローなど、つねに結果を出す人が習慣にしていることで有名ですが、「だれでも、どこでも、いつでも」でき、その効果は絶大ということで欧米を中心に広まり、日本でも注目されるようになりました。

あとの項目でくわしく説明しますが、マインドフルネスを続けると、自分の内面を冷静に「観察する」心の状態を作ることができます。

そうすることで、ストレスや不安感を上手に手ばなせるようになり、結果的に**強くてしなやかな心を手に入れることができるのです**。

マインドフルネスとは

マインドフルネスを理解するためには、反対に、マインドフルネスではない状態のことを思い浮かべてみるとわかりやすいかもしれません。

その状態のことを、「マインドレスネス」といいます。

これは注意が散漫な状態、無意識の状態のこと。ぼんやりしていて、集中力がない状態もあてはまります。

たとえば、

「明日までにやらなきゃならない仕事があるのに、どうしよう。このままだと間に合わないなぁ。今日は徹夜かな。ヤバいなぁ。どうしよう……」

と、心配してもしかたがないことを心配しすぎたり、

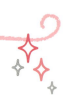

「あのとき、あんなよけいなことをいわなければよかった。なんで私っていつも、こうなんだろう。私ってバカだなぁ。本当に自分がイヤになる……」

と、すでに終わった過去のことを延々と考えてしまうことはありませんか。

または、テレビを観ながら、なんとなくご飯を食べていたり、友人と会話をしている最中、考えごとをしていて、相手の話をまったく聞いていなかったときなども、意識が「今、ここ」になく、ぼんやりと考えていてうわのそらになった状態なので、「マインドレスネス」な状態だといえます。

このように、「今、ここ」の現実とのつながりが失われ、なおかつそのことに気づいてもいない状態のことを、マインドフルネスと反対の状態、マインドレスネスというのです。

マインドレスネスの状態

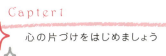

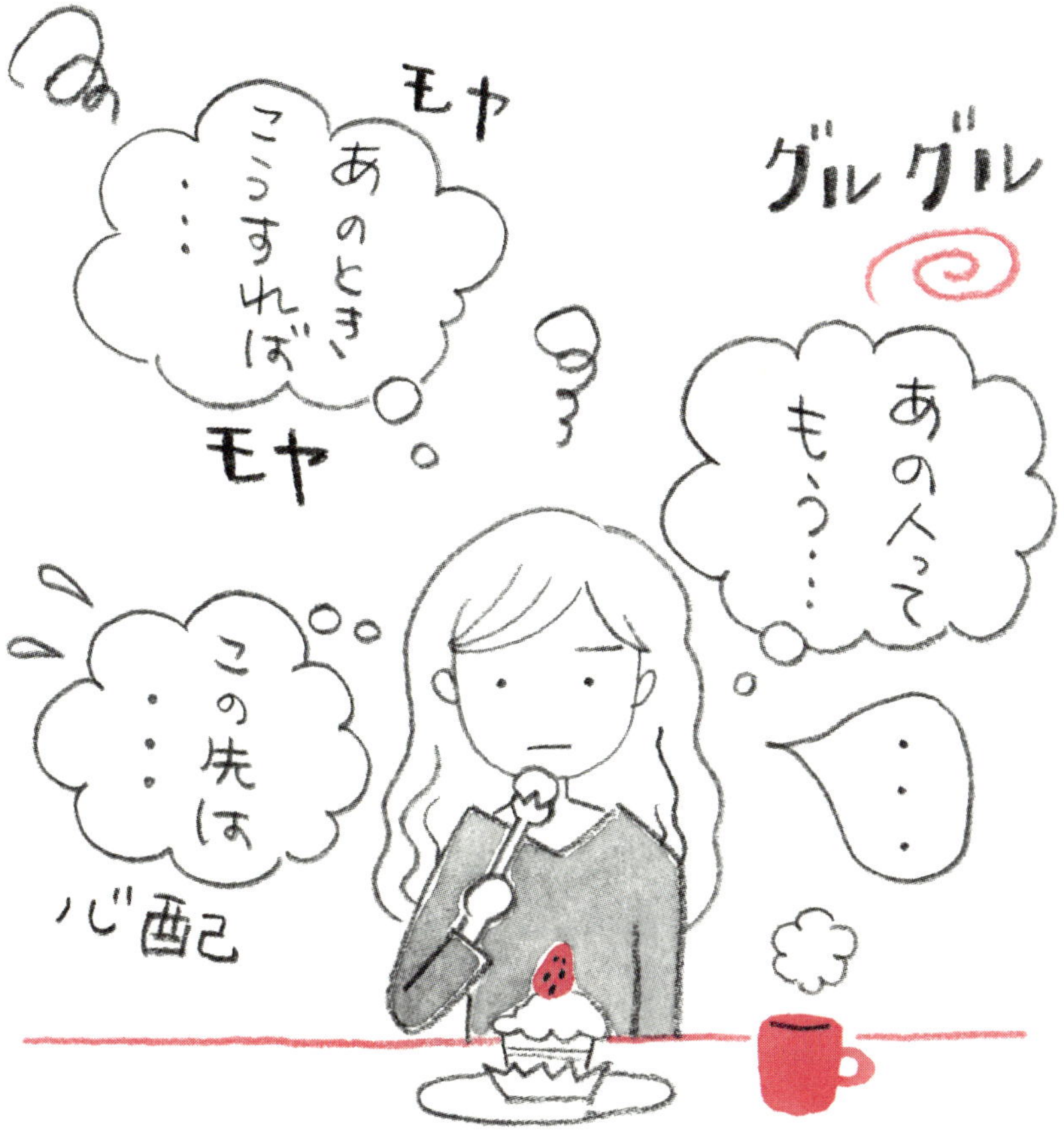
モヤ
あのとき こうすれば・・・
モヤ
グルグル
あの人って もう・・・
この先は・・・
心配
・・・

心ここにあらず…ということ。

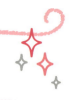

マインドフルネスってなにをやるの？

マインドフルネスは、瞑想《めいそう》によって自分をマインドフルな状態に持っていくことを目的としています。

瞑想といっても、宗教的な神秘体験をするためのものではありません。今この瞬間、自分の内側で起こっていることに100％注意を集中させて観察し続けるための、いわば**脳や心のトレーニング**。

このトレーニングを続けることで、**とてもリラックスしているのに、感覚は鋭くなり、それまでふりまわされていた漠然とした不安感などとは無縁の、安定した自分になることができます。**

瞑想はむずかしいイメージがありますが、やることはシンプルで、**誰でもすぐにできます。**

基本的には、①姿勢を正して、②自分のしている「呼吸」に意識を向けるだけ。

意識が呼吸からずれたことに気づいたら、注意を呼吸に引き戻していく。

ただ、この作業をくりかえすだけです。


次の項で、さっそくやってみましょう。タイマーなどがあれば用意してください。

三分間、自分の呼吸にすべての注意を向けて、観察してみましょう。


その前に、ためしに自分の呼吸に意識を向けてみてください。

今この瞬間、あなたはどんな呼吸をしていますか。

くりかえされている呼吸を、ただ観察します。

まるで、呼吸という波に乗ってサーフィンをしているかのように、一つ一つの息の流れに注意を向けます。

その入ってくる息、出ていく息の波に乗っていきましょう。

呼吸はコントロールしようとせず、ただ感じるだけで結構です。

呼吸の波に乗って、瞬間ごとに、注意を向けましょう。

マインドフルネスをやってみよう

それでは、ここから三分間、スタートです。

チーン（鐘の音）

・・・・・・・・

・・・・・

いかがでしたか？

三分間、何を感じましたか？

長く感じたかもしれませんし、短く感じたかもしれません。

もしかしたら、

「長いな、まだかな。……たいくつだ」

「こんなことして何の意味があるんだろう」

「あ、考えごとしていた……瞑想は自分には向いていないかも」

といった思考が浮かんだりしたかもしれませんね。


ハッと「我」にかえり、「気づいたら、呼吸のことを忘れて、ずっとほかのことを考えていた」ということは、誰にでも起こります。そのように考えてしまったことが、失敗というわけでもありません。

人間の心は移ろいやすく、「今、ここ」に集中するのが苦手です。

さっきまで呼吸に意識を向けていたのに、気づくと、頭のなかのおしゃべりに夢中になっていて、「今、ここ」に座っていることも、「呼吸」に注意を向けていたことも忘れていたりします。

それはまるで、「思考」や「感情」という波にのまれ、「注意」というサーフボードから落っこちてしまい、海のなかでおぼれている状態です。

思考におぼれていることに気づいたら、またサーフボードの上に乗りなおし、呼吸の波と一つになりましょう。

このくりかえしによって心が鍛えられ、少しずつ思考がしずまっていきます。

サーフィンを毎日やると、何も考えなくても波に乗れるようになり、波に乗っている時間が少しずつ増えていきます。これと同じで、瞑想も実践を重ねていくなかで、呼吸と身体と心が一つになる感覚が高まっていくのです。

今
思考の波に
のまれていても

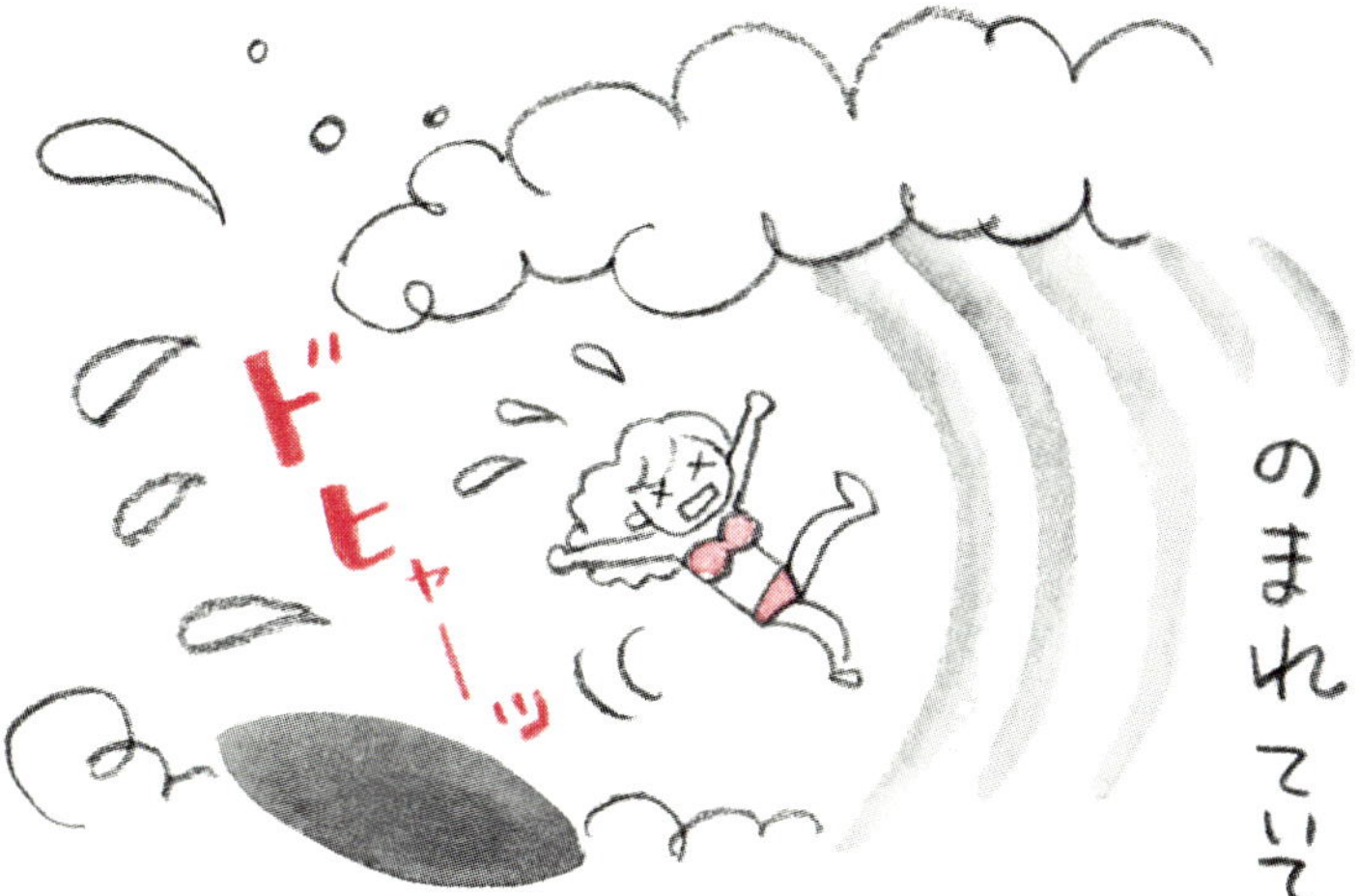

日々の練習で
乗りこなせるように
なるから
大丈夫♥

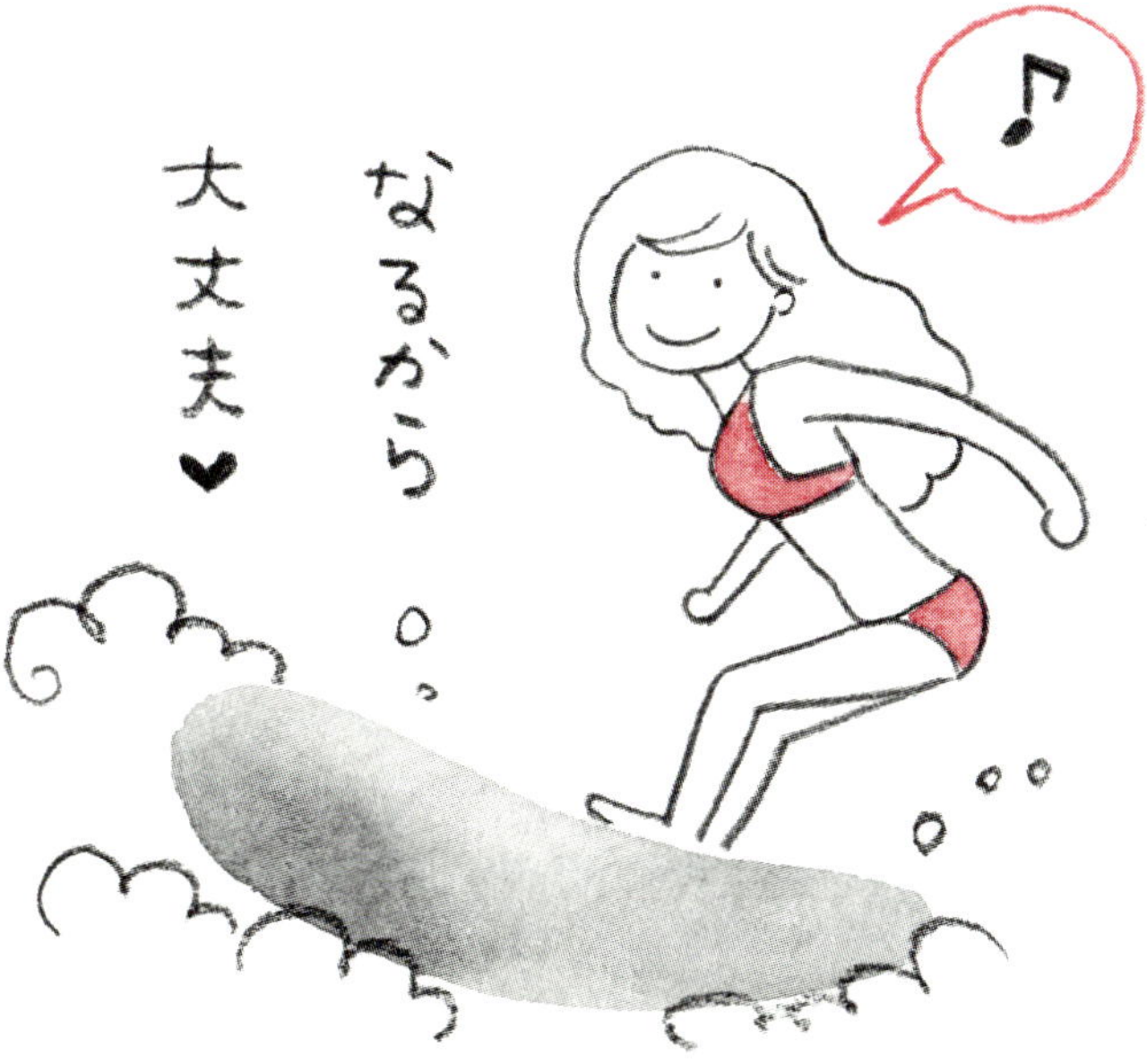

きほん①

姿勢が心を調える

まずはなんとなくでも、マインドフルネスがどんなものかわかっていただけたでしょうか。

やることは、これ以上ないほどシンプルです。呼吸に意識を向けて集中するだけ。そう、シンプルなのですが、やってみるとすぐに、次々と湧いてくる思考に邪魔されることに気づくでしょう。

でも大丈夫です。瞑想がまったく初めてのかたでも、ここで紹介するヨガの姿勢や呼吸法などを組み合わせることで、より効果的に実践することができますので安心してください。

ここから「初心者のかたでもマインドフルネスを深めるための秘訣」を伝授していきたいと思います。

では最初に、基本となる姿勢や呼吸法などから解説していきます。

東洋独自の考え方に「心身一如」とあるように、私たちの心・呼吸・身体はつながっています。ですから、目に見えず自分でコントロールするのはむずかしい「心」と向き合う前に、まずは自分で意識して変えることのできる「姿勢」や「呼吸」を調整していくことで、効果的に集中やリラックスを深め、心も調整されていくのです。

姿勢を調えるだけでも次のような効果があります。

①呼吸が変わる
②気持ちが軽くなる

では実際に、姿勢を調えていきましょう。

きほん②

正しい姿勢のつくり方

瞑想を効果的に深めてくれる姿勢の一番重要なポイントは、よけいな緊張をゆるめて、最小限の力で背すじを伸ばしていくこと。背骨が気持ちよく伸びていて、首や肩に、よけいな力が入っていないということです。

座っていても立っていても、自分にとって「安定」して「快適」な姿勢をとることが大切です。

①まず、体の土台となる骨盤を起こして、左右の坐骨に均等に体重を乗せていきます。こうすることによって、骨盤が下向きに安定していきます。

②次に大切なのは、体の中心軸を探ることです。

上体を前後左右にゆっくりとゆすりながら、だんだんとゆれを少なくしていき、ミり単位で微調整して、自分の中心軸をさだめていきます。

③中心軸をさだめたら、次は背骨を最大限に伸ばしていきましょう。
背骨を伸ばすときのイメージを三つ紹介します。

・頭頂からヒモが出ているイメージで、それを誰かに引っぱり上げられるように背骨が受動的に引き延ばされる。

・頭の上に大きな荷物を乗せているイメージで、それを押しかえすように腰をすえ、背筋を伸ばす。

・身長計を押し上げるときの感覚で、頭頂まで最大限に引き伸ばす。

座っていても立っていても、背骨と背骨の間にある椎間板にもわずかにスキマができるかのように、まっすぐに伸ばします。

背骨はエネルギーの通り道。詰まりがなくてすっきりした状態をつくることが基本になります。

いかがでしょうか？

姿勢を正すだけでも、気持ちまでもが、シャキッとしてくるのを感じるはずです。

【姿勢のポイント】

・骨盤を安定させる。

・下腹の腹圧を感じながら、背骨を気持ちよく伸ばす。

・首や肩、上半身のよぶんな力を抜いていく。

★座る際のポイント ⬇ 骨盤の安定感、背もたれに寄りかからない。

★立つ際のポイント ⬇ 内股を軽くしめ、両足の裏で大地を感じる。

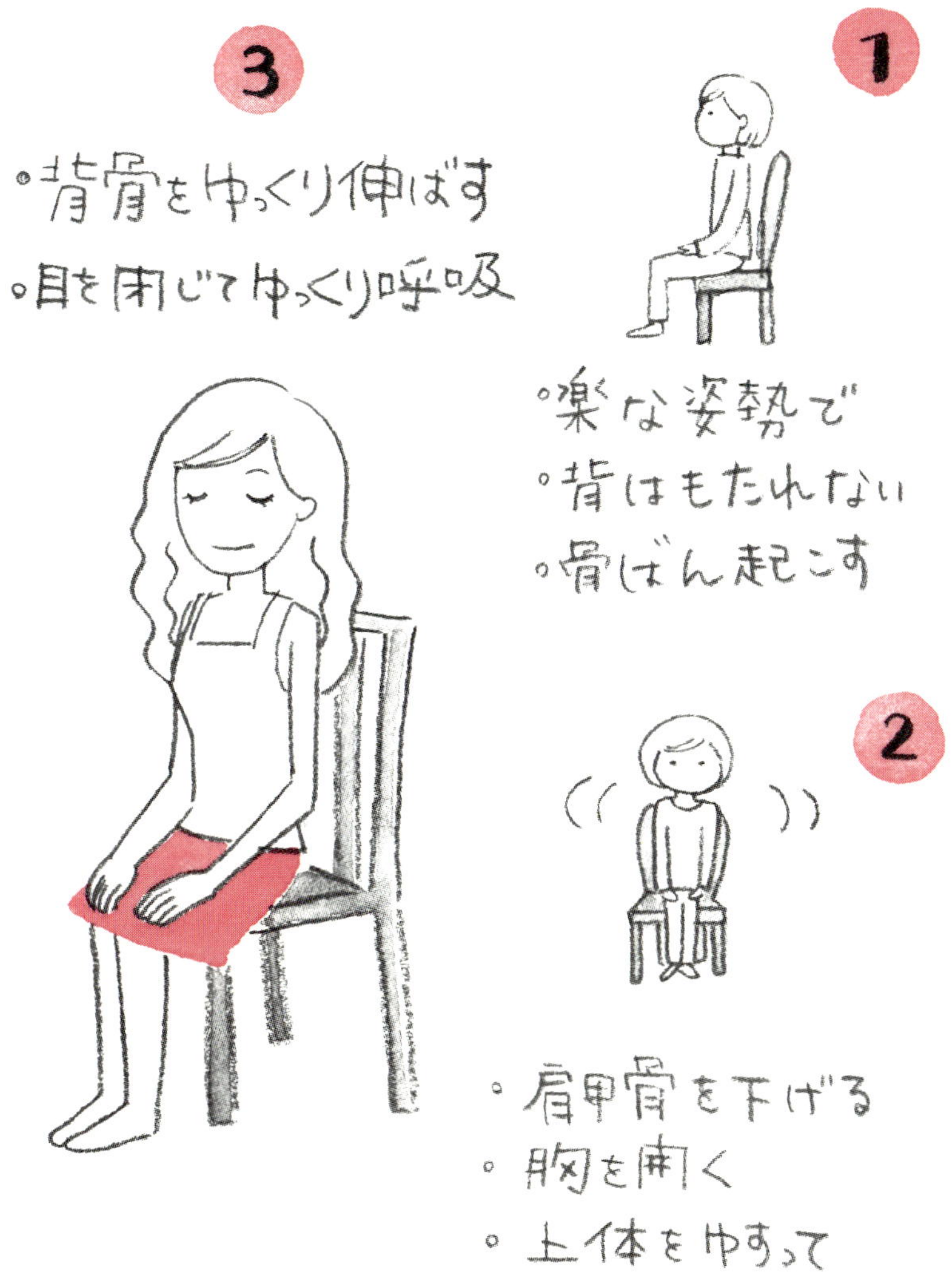
1
・楽な姿勢で
・背はもたれない
・骨ばん起こす
2
・肩甲骨を下げる
・胸を開く
・上体をゆすって
・中心軸を定める
3
・背骨をゆっくり伸ばす
・目を閉じてゆっくり呼吸

きほん③

瞑想にみちびく準備運動

瞑想に理想的な身体の状態を、四文字熟語で表現すると、「上虚下実」。「上虚下実」とは文字通り、上半身は力が抜けていて、下半身は充実した状態のこと。人間の身体は、**下のほうに力が集まった状態（Do）で、上のほうはリラックスした状態（Be）**であるのが一番バランスがいいとされます。

また似たような四文字熟語で表現すると、「頭寒足熱」。人の身体は足先が温くて、頭は冷静でいると、健康にいいとされます。

東洋医学の世界では陰の気（寒）は下に行きたがる性質があり、陽の気（熱）は上に行きたがる性質があるといわれます。

日常生活でもエアコンを入れたときの部屋の空気や、お風呂の水なども、時間が経つと、下のほうが冷たくなってきます。空気や水は冷やされると、密度が増して下に

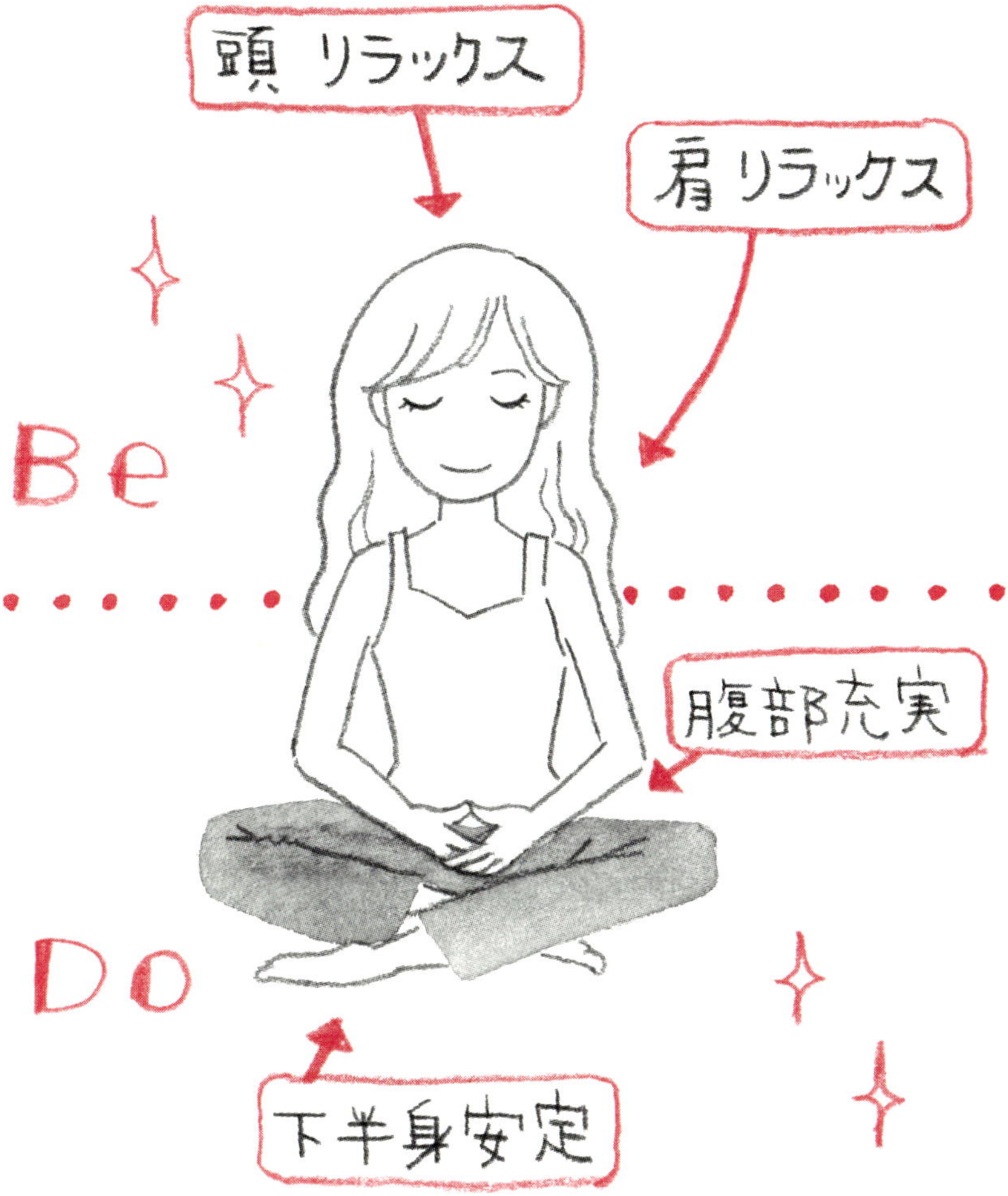
頭 リラックス
肩 リラックス
Be
腹部充実
Do
下半身安定

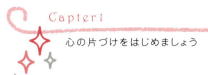

溜まります。

人の身体もこれと同じです。つまり、低いところが暖かく（陽）、高いところが冷たい（陰）と、気の流れがスムーズになるのです。

しかし、私たち現代人はその正反対になりがちです。

携帯をいじったり、テレビを見たり、つねになにかを考えていることが多く、頭に気が上がりやすい生活を送っています。さらに、車社会や機械化の影響から歩くことが少なくなり、下半身、姿勢をたもつ筋力が衰えています。

つまり、上半身に気が集まりやすく、下半身が不安定になりやすいのです。

この状態を「上虚下実」に調整するために、瞑想の前にはぜひ、次のページで紹介するヨガのテクニック「バンダ」を使った①～③の準備運動をやってみてください。

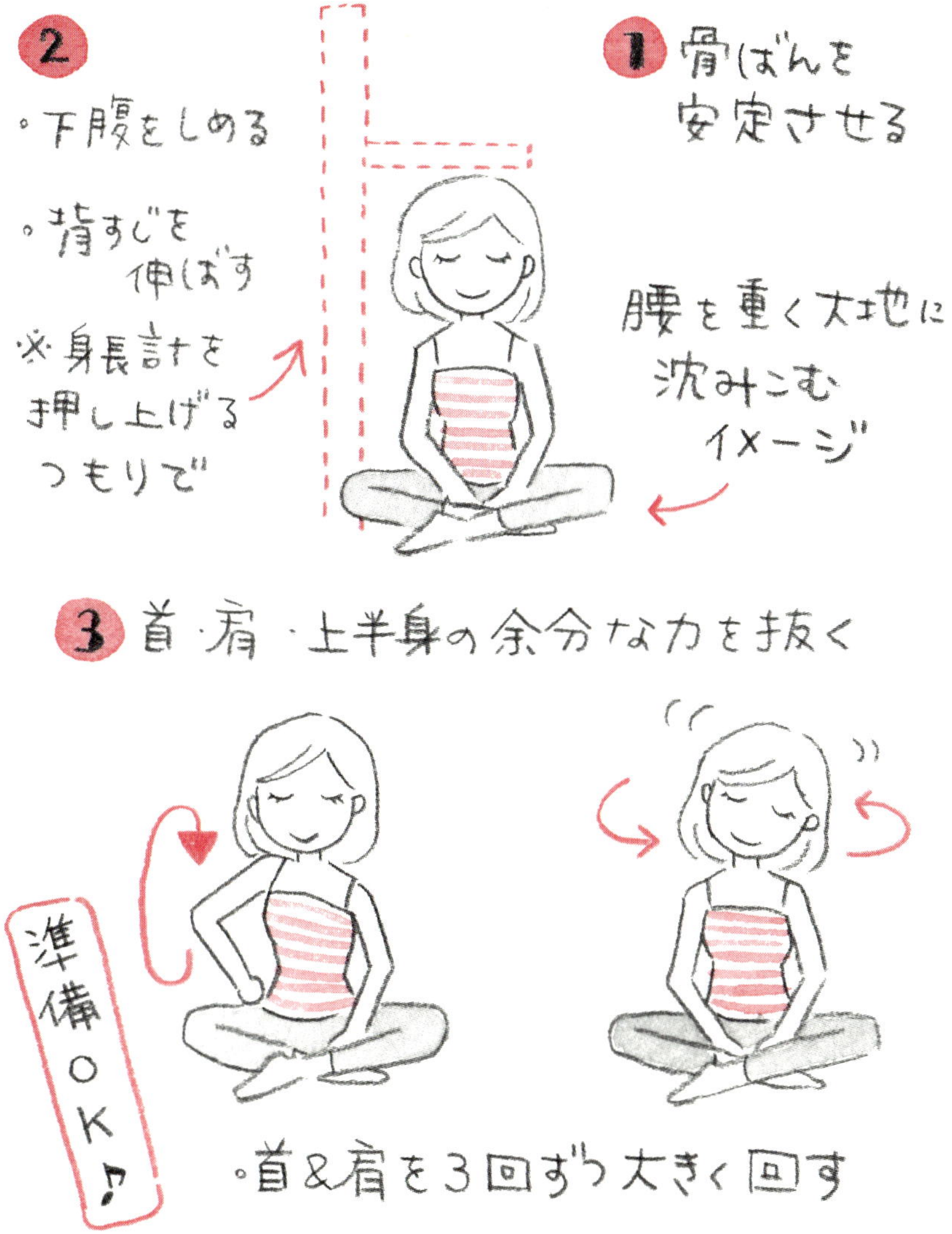
1 骨ばんを安定させる
腰を重く大地に沈みこむイメージ
2
・下腹をしめる
・背すじを伸ばす
※身長計を押し上げるつもりで
3 首・肩・上半身の余分な力を抜く
準備OK♪
・首&肩を3回ずつ大きく回す

きほん④

瞑想で呼吸が重要なワケ

姿勢が調ったら、次は「呼吸」に意識を向けていきましょう。

瞑想で呼吸を重要視する理由は三つ挙げられます。

一つめの理由として、呼吸は心とつながっているから、ということがいえます。

イライラしたり、興奮しているとき、私たちの呼吸は自然に荒く、早く、短くなっていて、逆に心が穏やかなときは、呼吸は自然とゆったりと長くなっています。

呼吸の長さや強さは、私たちの気分や感情、心のふるまいに同調しているのです。

つまり、呼吸への「注意力」を鍛えることで、自分の感情に気づきやすくなります。

二つめの理由は、この世に生まれて最初の一息を吸って、この世を去るときに最後の息を吐ききるまで、どこに行こうとなにをしていようと、呼吸はずっと私たちと一緒だからです。

この一番身近な呼吸に集中できるようになれば、音や触覚、味覚など、ほかの感覚に応用することができるのです。

そして、呼吸は、「今、ここ」にある「身体感覚」です。呼吸に集中することで、「頭」であれこれ考えた状態から、「身体」を感じる状態へと切り替えることができます。つまり、「心」と「身体」が一つになるのです。これが瞑想で呼吸を大事にする理由の三つめです。

では、瞑想に理想的な呼吸とはどういう呼吸でしょうか。

次頁からくわしく説明したいと思います。

きほん⑤

瞑想に適した呼吸とは?

結論からいうと、**なによりも、自分が「気持ちのいい呼吸」であることが大切です。**自分にとって快適であれば、呼吸は浅くても深くても大丈夫です。

すごく当たり前のことのように感じるかもしれませんが、これこそが、これからお伝えするさまざまなテクニックの根幹になります。

特に初めてのかたが、呼吸法を正しくやろう、息をコントロールしよう、とがんばりすぎると、それが緊張を生み、かえって不自然な呼吸になりかねません。

まずは、自分が気持ちいいと感じること。そして、一生懸命になりすぎない。無理はしないこと。これが大切です。

1 鼻呼吸

一番基本的なことですが、呼吸は鼻で行います。

呼吸法のなかには、吐く息を口で行う方法もありますが、特に指示がない場合は、鼻から吸って、鼻から吐くようにしましょう。

2 呼吸の身体感覚を感じる

次のように呼吸に注意を向けることで、頭（マインド）で考えていた状態から、身体（ハート）で感じる集中した状態に切り替わります。未来や過去、ここではないどこかにさまよいがちな心を、「今、ここ」の身体につなぎとめることができます。

鼻先を出入りしている息を観察する

鼻から自然に出入りしている呼吸の流れに意識を集中させます。その呼吸の質、温かさや湿り具合なども繊細に観察していきます。

まるで鼻先の門番にでもなったかのように、観察していきましょう。

呼吸によって変化している身体の感覚を観察する

呼吸によって、ふくらんだりしぼんだりしている身体感覚の変化を見守ります。お腹の奥のほうで感じていくと、身体と心が安定しやすいでしょう。

ゆったりとした呼吸を味わいながら、ふくらんではしぼんでいく身体感覚の変化に耳を澄ましていきます。無理にふくらませていこうとしなくても結構です。ただ感じてあげるだけで、呼吸は深まっていきます。慣れてきたら身体全体と呼吸が一つであるという感覚にまで意識を向けていきましょう。

3 呼吸に集中する

やってみるとすぐにわかりますが、ふだん意識していない呼吸に集中するということもなかなかむずかしいものです。

最初のうちは、とても退屈に感じられるかもしれません。また、呼吸に集中しようとしてみても、ものの数分で、心はどこかへいってしまいます。

では、呼吸にすべての意識を集中させるにはどうしたらいいのでしょうか？

マインドフルネスセンター創設所長のジョン・カバット・ジン博士はこう教えます。

「命がかかっているかのように呼吸する」

次の呼吸がこの人生で最後の呼吸であるかのように息を観察すれば、すべての注意を向けることができます。

瞑想で大切なことは、「集中」と「リラックス」。

それは弦楽器の弦の張り具合にたとえられます。いい音を出したいと思ったら、弦の張り具合を絶妙なバランスに調整していかなければならないのです。

瞑想は、がんばりすぎるとくたびれて、長続きしません。でも気持ちがいいだけで、なまけすぎると、注意が維持できません。

とてもリラックスした、ゆったりとした気持ちのいい呼吸。

それと同時に、**その一呼吸、一呼吸が「当たり前」ではなく、「ありがたい」と感じるほど、集中していくことが大切です。**

ここで、呼吸に集中するためのテクニックを二つ紹介します。

呼吸を数える

鼻から入ってくる息、出ていく息を数えることで、一点に集中した状態をつくりましょう。メトロノームを使って自分の吸う息・吐く息の長さを数えると、自然に息に意識が向かい、集中力が高まってきます。

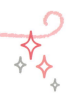

ハミングする

次に、ハミングする呼吸法を紹介します。目と口を軽く閉じて、舌先を上あごにつけ、ミツバチの羽の音のように声帯を振動させていきます。

少し高めで、脳を振動させるような感じがおすすめですが、自分が心地いいと感じる音の質を探ってください。

声を出すことで、息がゆっくりと吐き出され続けて呼吸が深くなります。

4 完全呼吸

呼吸法には大きく分けて二種類、「胸式呼吸」と「腹式呼吸」があります。

「胸式呼吸」は、「肋骨」の動きで肺を圧迫し、空気を出し入れします。

大量の酸素を一気にとり込むことができるので、交感神経が刺激され、体が活発になります。大きく呼吸できるので、特に、瞬発力が必要なスポーツに向いています。

それに対して「腹式呼吸」は、「横隔膜」の動きで空気を出し入れします。

ゆっくりと酸素を取り込むため、副交感神経が刺激され、体がリラックスするだけでなく、横隔膜が上下に動くため、内臓の血行も促進されます。

理想的な呼吸法は、これらを合わせたもので、「完全呼吸」といいます。

理想的な呼吸法
完全呼吸

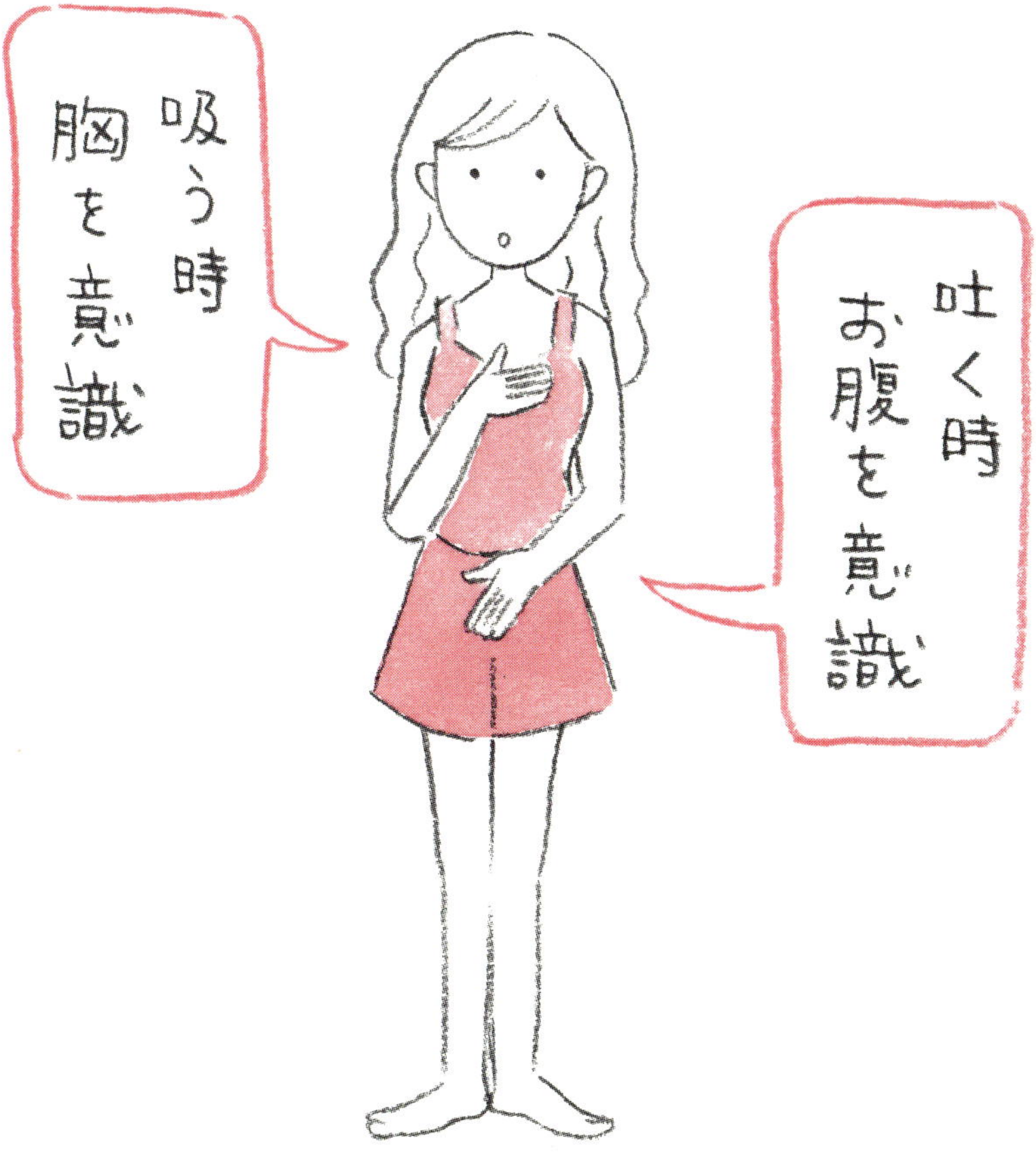

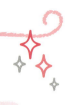

きほん⑥ 現代人は呼吸が浅い

瞑想、ヨガをはじめたばかりのかたには、

「深い呼吸ができない」

「胸がふくらまない（または、お腹がふくらまない）」

とおっしゃるかたが多いようです。その理由は、呼吸筋群（肋骨の間や横隔膜、肺の周辺の筋肉群）がかたくなっているからです。

特に現代人は呼吸が浅く、日頃の呼吸では肺の約三割しか使っていないといわれています。

では、なぜ呼吸筋がかたくなるのでしょう？

呼吸が浅くなる原因は、大きく分けて心理面と身体面の二つがあります。

・呼吸が浅くなる原因①――心理面「感情の抑圧」

ストレスや感情が抑圧されることで、呼吸筋が緊張します。抑圧が習慣化されると、ハートが閉じた状態になり呼吸が浅くなってきます。

・呼吸が浅くなる原因②——身体面「悪い姿勢」

現代社会では、車社会や機械化の影響から、姿勢を維持する筋力が衰えています。その結果、姿勢を維持するためのインナーマッスルが弱って姿勢が悪くなり、「胸呼吸」や、「肩呼吸」になっているのです。さらにその状態で、呼吸筋が緊張したり、癒着していると、呼吸を深めることがむずかしくなってきます。

このような心理面と身体面での制限によって、呼吸に関する筋肉がこわばっているのです（これらの呼吸筋群が緊張した状態のまま、無理に呼吸を深めようとすれば、呼吸筋を痛める危険性もあります）。

呼吸は浅くても深くてもどちらでも大丈夫。まずは気持ちよく呼吸を味わい、無理のない範囲で実践をくりかえしていくうちに、呼吸筋も柔らくなっていきます。

また瞑想の前に、あらかじめヨガのポーズやストレッチなどで呼吸にかかわる筋肉をゆるめると、さらにゆったりと呼吸できるようになります。

きほん⑦

リラックスを深める呼吸のコツ

マインドフルネスでは、通常、呼吸を操作しませんが、本書では初心者のかたが瞑想を深めるための準備段階として、呼吸法も紹介します。これによって、ストレスや感情の抑圧によってこわばった呼吸筋をゆるめることができます。

まずは意識的に、吐く息の「終わり」を手伝います。息を吐ききると、吸うのは身体が自然とやってくれるので、吐く息だけ意識していきましょう。

吐く息は副交感神経とつながっているので、ゆっくりと吐くことでリラックスが深まっていきます。

「どこまで吐けるんだろう?」

そんなふうに息の終わりに興味を持って、集中して観察していくと、自然と呼吸が細く、長く引き延ばされていきます。

ゆっくり、遠くに、細～く吐いていくようなイメージで、ゆったりとした呼吸を味わっていきます。次に、同じように吸う息の終わりも意識していきましょう。

また、すべての呼吸をコントロールしようとすると、気持ちのいい呼吸にはなりません。より自然でなめらかな呼吸にしたければ、息の終わりは能動的（do）に、息のはじまりは受動的（be）にしていくようにします。

能動的に呼吸するパートと、受動的に呼吸を感じるパートを分けることで、呼吸にメリハリがついて息の波に乗りやすくなります。

この二つのコンビネーションによって、徐々にふり幅が大きくなって、肋骨や横隔膜などの呼吸にかかわる筋肉をゆるめていくことができます。

吐く息の終わりは少し手伝い、（do）
吸う息のはじまりは身体に委ね、（be）
吸う息の終わりを少し手伝い、（do）
吐く息のはじまりは身体に委ねる。（be）

まるでブランコのように、息の終わりを少し手伝って、手放して、また少し手伝っていき、手放していく。そして、ある程度呼吸が深まってきたら、呼吸をコントロールせずにただ感じていくことに専念します。

瞑想が深まったときの呼吸は、厳密には「深い呼吸」ではなく、「細くて長い呼吸」です。定期的に実践し続け、瞑想が深まってくると、息の終わりに近づくにつれて、息が細く長くなっていきます。ずっと息が続いているような、一瞬、息が止まっているかのような「間」が生まれます。

瞑想を深めるうえで、この「間」はとても大切です。ただし、無理に息をとめるのではなく、

「あ、気づいたら今、呼吸をするのを忘れていた」

そんな風に、自然に息が引き延ばされて止まった状態が理想です。

ただ、これは生理反応なので、自然と訪れるもの。自分の意志ではどうしようもありません。だから絶対に、無理をしないことが肝心です。

むしろがんばって深めようとし続けると、それが緊張を生み、瞑想が深まりません。ですので、あくまで気持ちいいと感じる範囲で、リラックスして、呼吸の余韻や間を味わっていくようにしましょう。

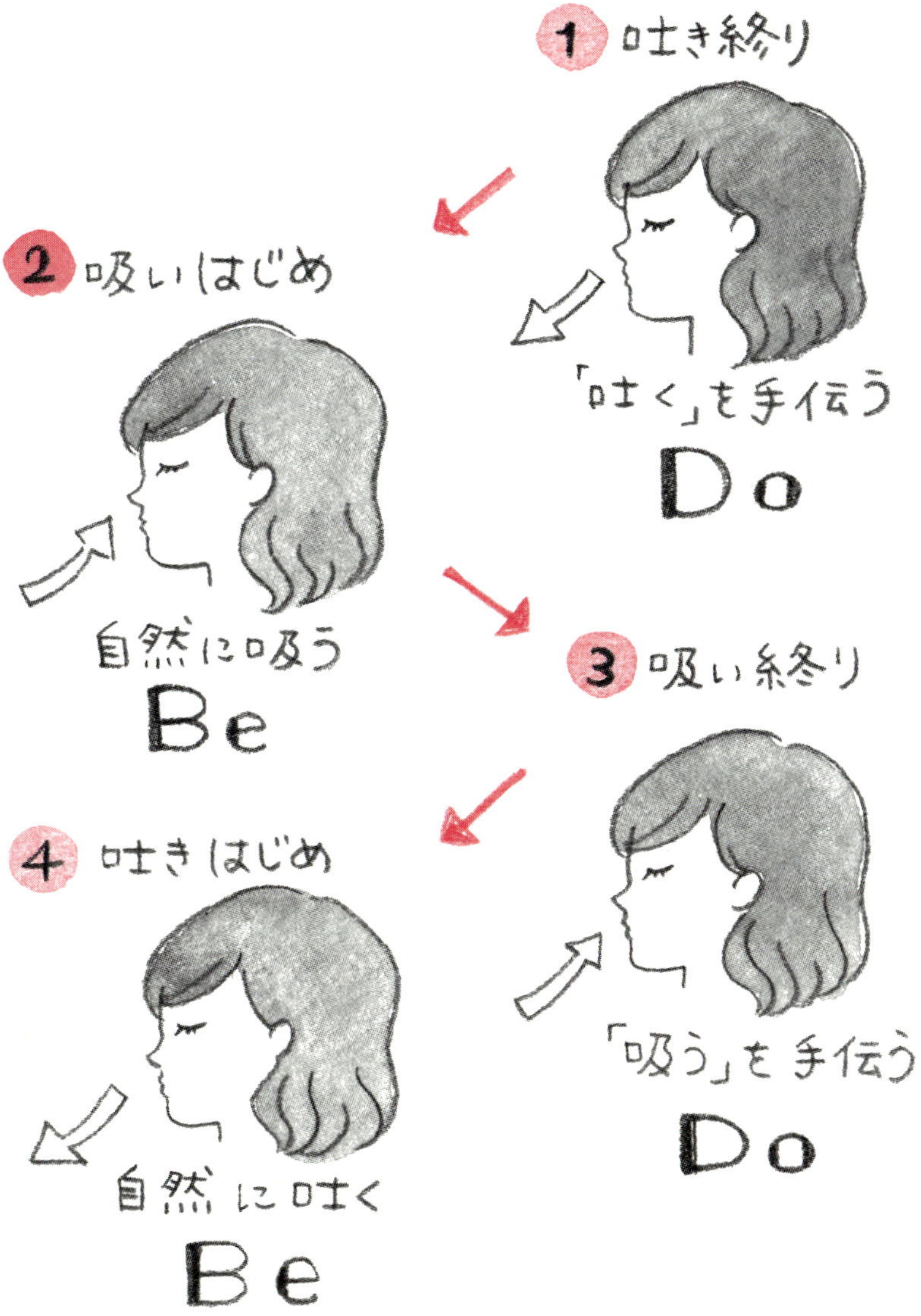
1 吐き終り
「吐く」を手伝う
Do
2 吸いはじめ
自然に吸う
Be
3 吸い終り
「吸う」を手伝う
Do
4 吐きはじめ
自然に吐く
Be

マインドフルネスのギモン Q&A

Q どんな座り方がありますか?

A 姿勢の基本は、骨盤を起こして、背骨を伸ばし、安定して快適であることです。手の位置や、足の組み方に決まりはありませんが、ここでは、瞑想に適した座り方を紹介します。

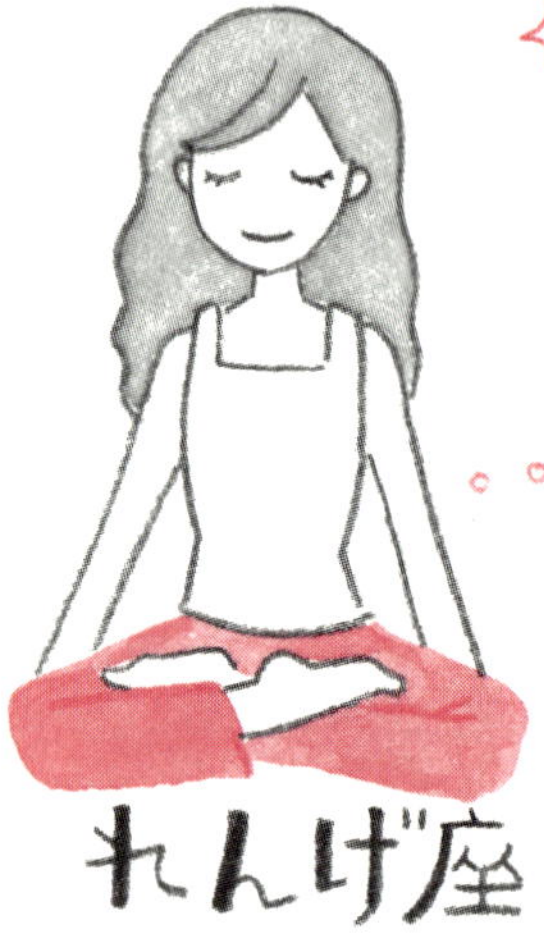

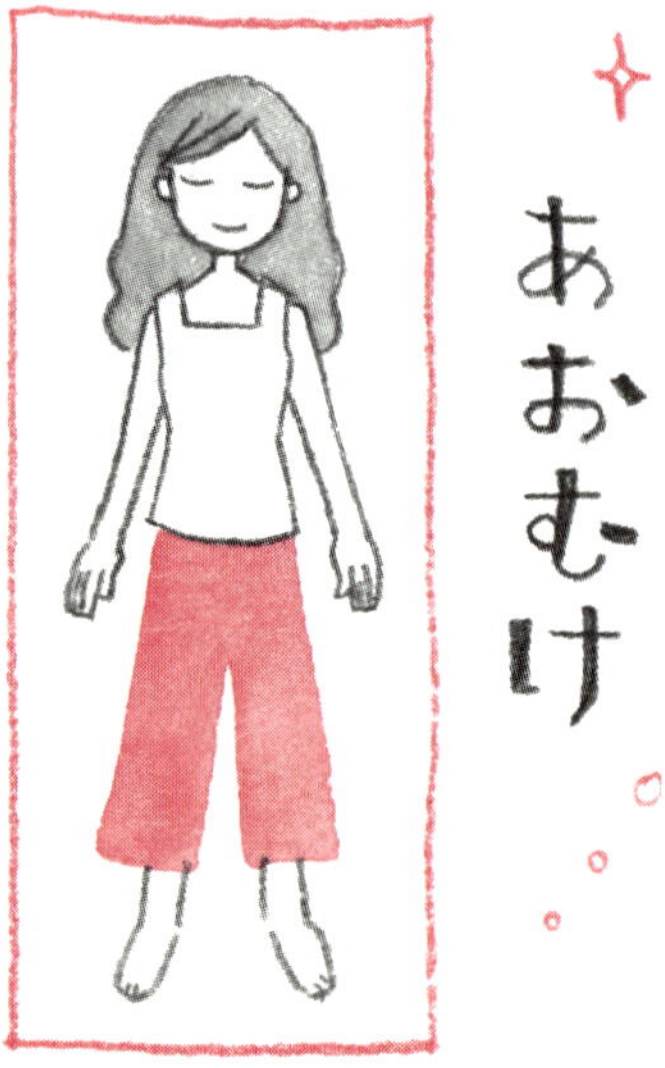

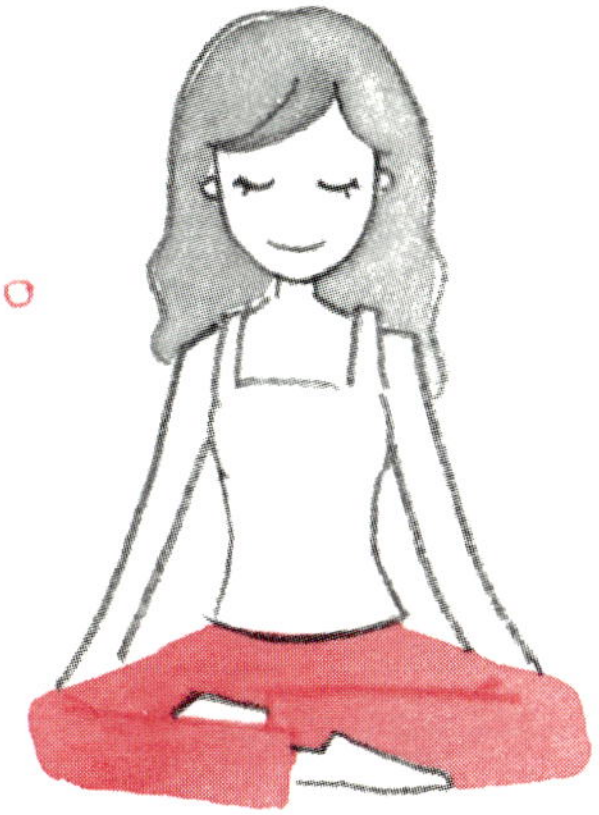
あぐら

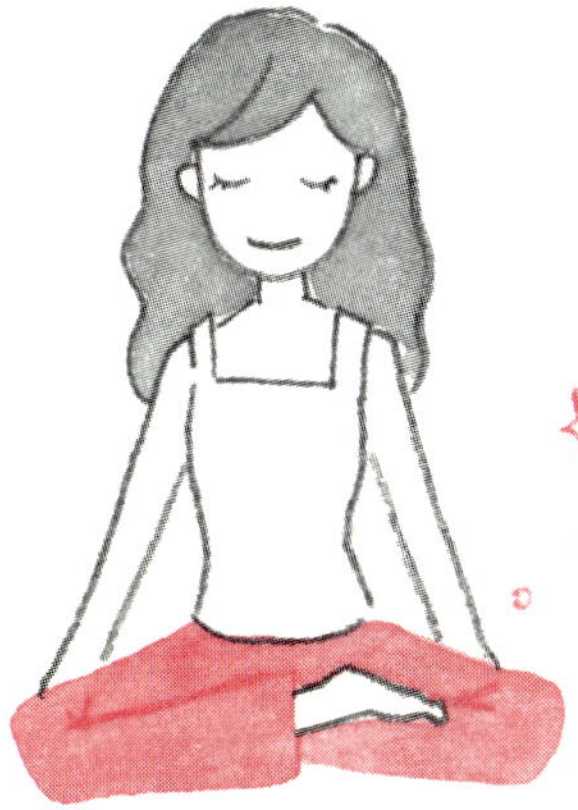
半れんげ座

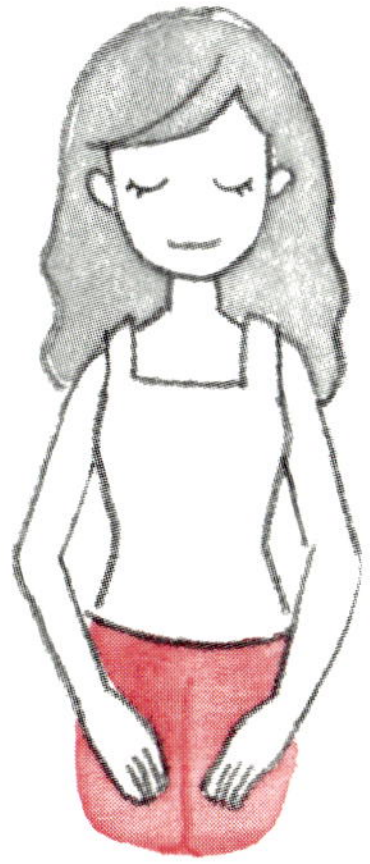
正座

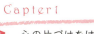

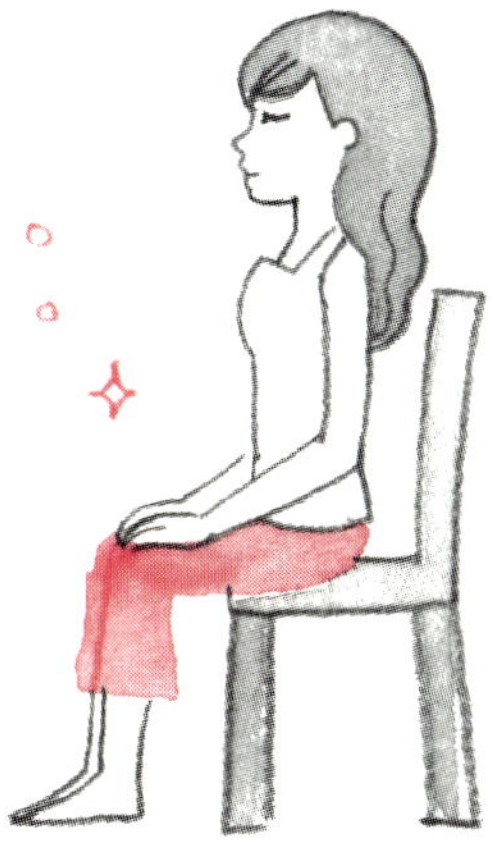
イス座

Q
瞑想中の手の位置は？

A
手は楽な位置に置いて結構です。基本的には、手のひらを上に向けると、胸がひろがりやすいです。

ひざの上に手のひらを上に向けて置いたり、色々試して一番落ち着くところを探っていきましょう。

また、瞑想が深まりやすいとされる手のかたち、「印」についても下にイラストで紹介します。ただ必ずしもこのかたちにする必要はありません。

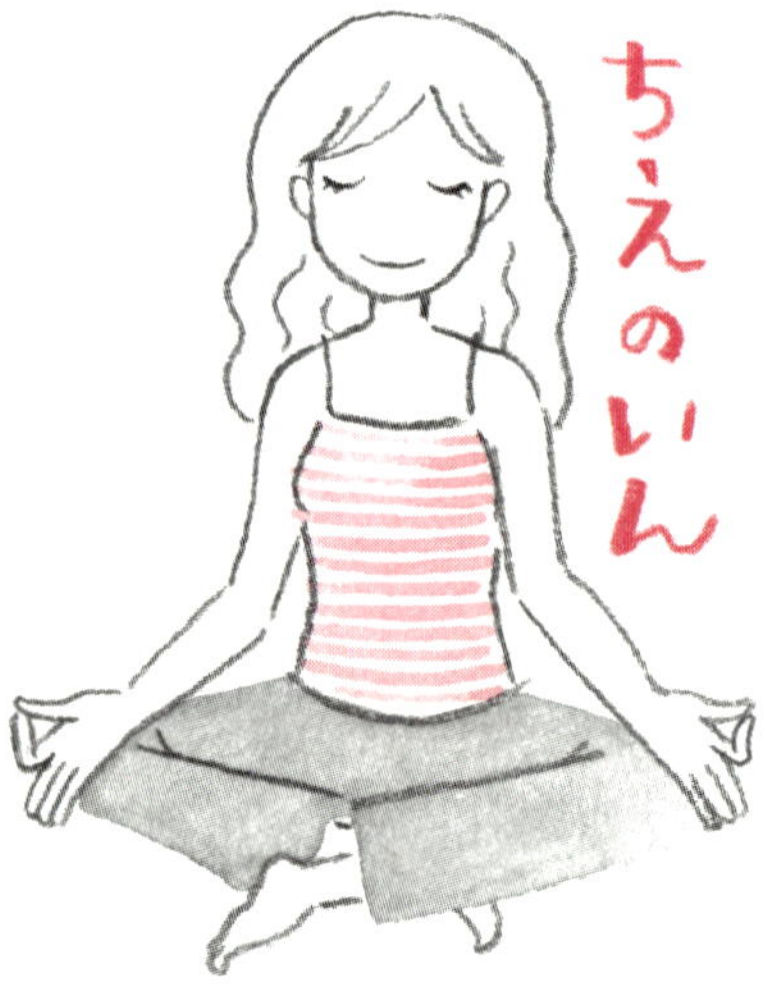
ちえのいん

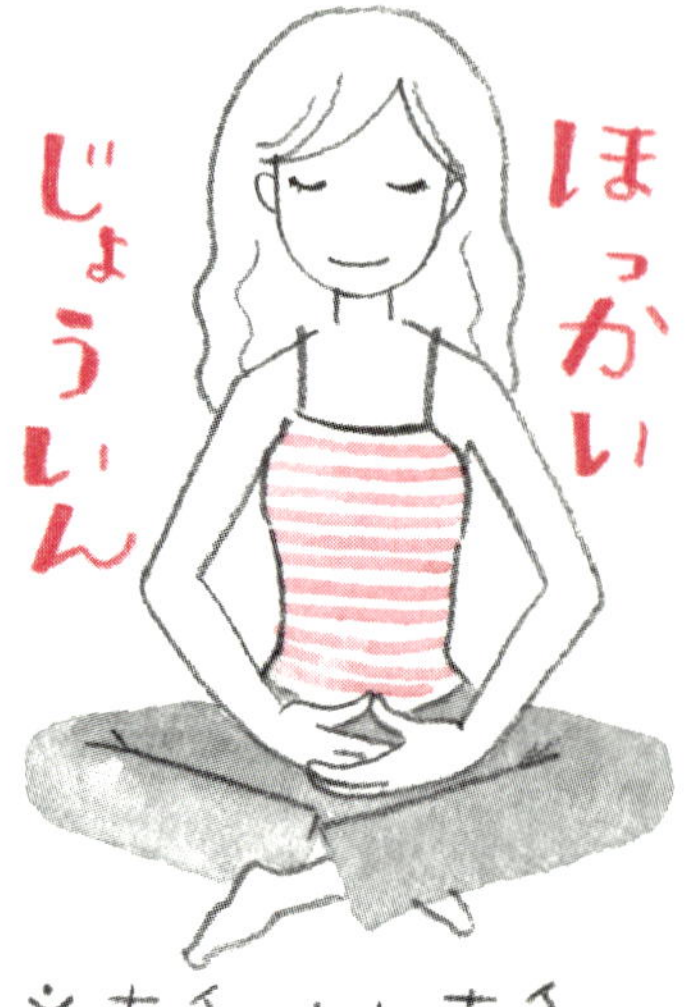
ほっかいじょういん
※左手の上に右手

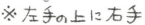

Q 瞑想中は目を閉じたほうがいいですか？

A 目は軽く閉じるか、半眼で一点を見つめるようにします。

目を開ける場合は、どこか小さな点を凝視すると集中が深まります。凝視といっても、見つめようとするよりも、見えるものは見えるままにしておくイメージです。

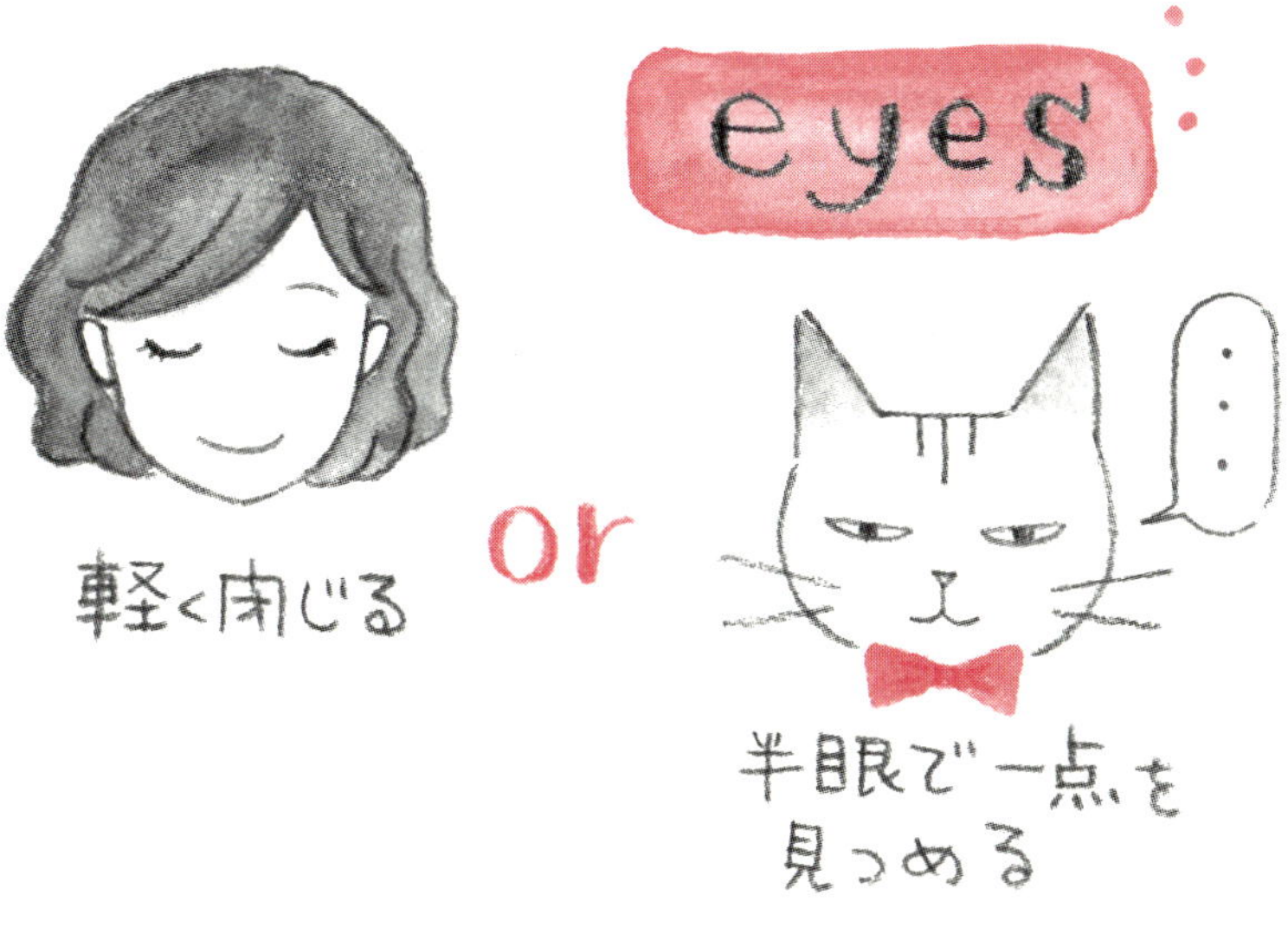

Q **どんな服装がいいですか?**

A 服装は、体を締めつけないものがいいでしょう。特にお腹や首を締めつけず、呼吸が楽にできるものにしましょう。

仰向けで瞑想をする場合は、できるだけ温かい格好で、布団やマットの上で仰向けになります。毛布にすっぽりと包み込まれるようにして、アイピローを目の上にかけるとよりリラックスできます。

Q **座布団を使ってもいいですか?**

A 座布団などをお尻にひくと骨盤が置きやすく、足が痛くなりにくいです。

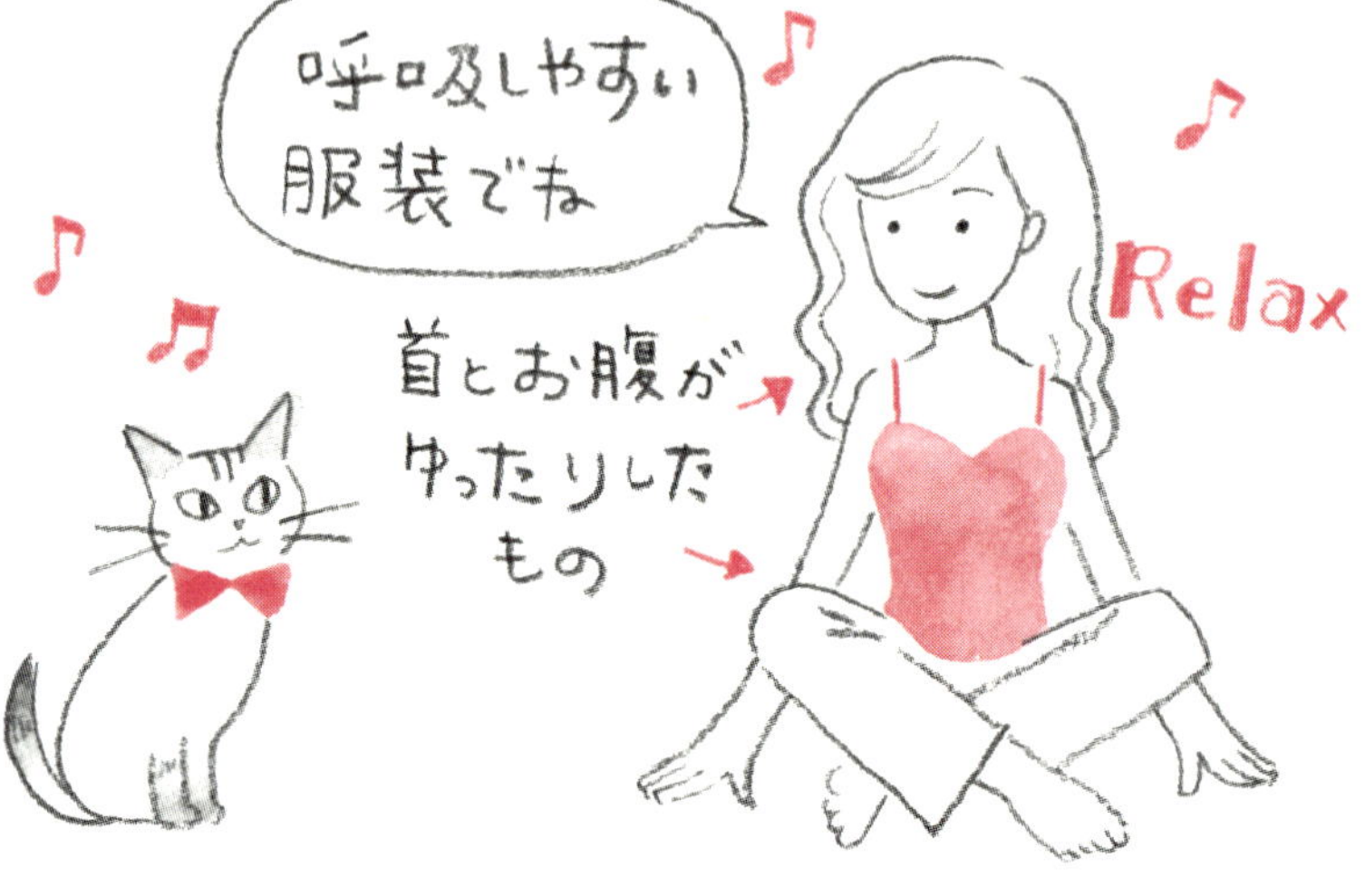

呼吸しやすい服装でね
Relax
首とお腹がゆったりしたもの

厚めの坐布団、もしくは座蒲《ざぶ》（高さ十五センチくらいの丸い座布団）があると座骨が安定しやすくなります。

Q 瞑想をするのにおすすめの時間帯は？

A 基本的にいつでもできます。朝起きてすぐ、太陽の光をあびながらの瞑想も気持ちいいですし、夕食の前も気持ちをリセットできていいですね。シャワーを浴びたあとなど、清潔な状態も瞑想が深まりやすくなります。夜寝る前に行うと、睡眠の質も上がります。静かに座る瞑想で瞑想の感覚がつかめたら、次は日常生活の中にも動く瞑想を取り入れていきましょう。

Q 付属CDの効果的な使い方を教えてください。

A 短くても毎日実践することが大切です。忙しい日には三分の瞑想だけでも構いません。CDを音楽プレイヤーやスマホにいれておけば、いつでも実践できます。

例として、8週間のプログラムを紹介しましょう。あくまで例ですので、参考にしながら自由に組んでいただいて結構です。


第1週〜第2週は「夜の瞑想」を中心に行う（夜に行わなくても大丈夫です）。

第3週〜第4週は「朝の瞑想」を中心に行う（朝に行わなくても大丈夫です）。

第5週〜第6週は「夜の瞑想」と「朝の瞑想」を一日おきに行う。

第7週は朝に「朝の瞑想」、夜に「夜の瞑想」を行うなど、自由な組み合わせで行う総合トレーニング。

第8週はあなたオリジナルのプログラムを作成して実践してみる。

Capter 2

知っておきたいマインドフルネスのコツ

マインドフルネス5つのポイント

前章では、瞑想に適した姿勢や呼吸法など「マインドフルネスの基本」をお伝えしてきましたが、この章では、マインドフルネスを実践していく上で、知っておくといいコツを紹介していきたいと思います。

まずは、瞑想を深めるための大切なポイントを5つ、挙げてみましょう。

1 今、ここに在る

瞑想をしてみると、「今、ここ」よりも、「過去」や「未来」に思いをはせている時間のほうが長かったことに「気づく」かもしれません。

人間の「思考」は一つのことに集中するのが苦手で、すぐに「過去」や「未来」、「ここではないどこか」へ飛んでいきます。

私たちの頭のなかは、やるべきこと、考えるべきことでつねにいっぱいです。それに加えて、将来に対しての期待や、心配、または、すでに終わった過去の出来事を考えています。

忙しくなるとさらに頭のなかはいっぱいになり、なにかを同時進行でやりながらも心ここにあらずの状態におちいりがちです。

たとえば、食事の時間も今日こなすべき家事のことを考えていたり、子どもと公園に遊びに来ているのに嫌な上司にいわれた一言について考えたりします。

そもそも、そのような思考によって、自分が大きなストレスを感じていることにも気づいていません。

瞑想は、そんな注意が散漫になった状態から、意識を「今、ここ」に向けて集中した状態にしていきます。瞬間、瞬間、自分の内側と外側で、起こっていることに気づき、あるがままを観察し続けていきます。

そして、心が未来や過去、外の世界に向かったら、それに気づいた時点で「今、ここ」の現実に引き戻します。

しかし「今、ここ」が、大切なことは頭では理解できますが、つねにそう意識するのはむずかしいものです。だから、くりかえし、**一瞬一瞬に注意を向け、「心が100％、今という瞬間に向き合っている状態」であることを練習するのです。**

2 何もしない

マインドフルネスで、唯一することがあるとすれば、「何もしないこと」です。

この瞑想では、リラックスしようとしたり、呼吸を深めようとすることはやめ、考えることもやめて、頭と身体のスイッチをOFFにします。

思い通りにコントロールしようとする「doing」モードから、努力せずにただ存在する状態「being」モードに切り替える意識が重要なのです。

何かを得ようとする気持ちや、すべての方向性を手放します。

何かを得ようとするとき、どこかに向かおうとするとき、「今」がそれを得るための手段になってしまいます。そうではなく、**ただ「今、ここ」に存在することを目的にしていきます。**

マインドフルネスを実践するときは、これまでの努力や目的意識、また結果に対する期待も一度手放して、「being」モードに切り替えていくのです。

「今、ここ」にただ静かに存在していることが人生の目的であるかのように、「何もしないこと」に専念します。

3 ジャッジしない

この瞑想では、**感じたもの、気づいたことに対して、良い、悪い、と評価や判断をしないようにします。**思考や言語というフィルターを通さずに、対象をダイレクトに感じることを目指します。

頭（マインド）ではなく、身体（ハート）で、感覚を感覚として直接受信していくトレーニングです。

私たちの頭は、ほとんどすべてのものに対して、ジャッジして、レッテルを貼って、細かく分類して理解しようとします。

まるで頭のなかに裁判官がいるかのように、なにかを見た瞬間、聞いた瞬間、誰かに会った瞬間、無意識のうちに快、不快、良い、悪い、キレイ、汚いなどと判断する傾向にあります。

それは自分特有の色眼鏡（思い込み、考え方）を通して世界を切りとり、自分のモノサシで、それが自分にとってどれくらいの価値があるのかを判断しているのです。眼鏡をかけていることをつい忘れてしまうのと同じで、ふだんはそれに気がつくことができません。そのような評価や判断は、自動的、瞬間的に起こるからです。

マインドフルネスでは、このような自動的に湧いてくる思考も観察します。

たとえば、

「今日は集中できない」

「今日は調子がいいぞ」

もしくは、

「この誘導の声が好きじゃないなぁ」

といった思考に気づくかもしれません。


大切なことは、ジャッジしている自分に気づくこと。そのような評価や判断が心に浮かんだことに気づいたら、その時点で、手放すようにします。

そして、次に大切なことは、ジャッジした自分を、

「ああ、またジャッジしてしまった。自分はダメだ」とジャッジしないこと。判断をしている自分に気づいたら、そんな自分を判断せずに、優しく受けいれるようにします。

瞑想中は、このような頭のなかの裁判を一時的にお休みさせて、内側に対しても外側に対しても判断しないようにしていきます。

4 受けいれる

マインドフルネスでは、呼吸に集中しますが、呼吸のパターンやリズムは変えません。また特定の状態を目指しません。

それは、マインドフルネスが、「今この瞬間に自分のなかで起きていることに気づき、それに評価や判断をくだすことなく、ありのまま受けいれる在り方」を育てていく心のトレーニングだからです。

私たちは、大人になり、社会で生きていく上で、自分の素直な気持ちや欲求に抵抗するクセがついてきます。特にネガティブな感情や感覚は、否定したり、抵抗したりしがちです。不快な感覚に気づいたときは、反応的にならず、穏やかに、優しい眼差しを向け、自分が感じていることをありのまま受容していきます。

瞑想が深まると、感受性が高まるので、ふだんは気がつかない色々な思考や感情に気づきます。過去の抑圧した思いや感情がふと湧いてくることもあります。

その場合も、自分が感じていることを否定せず、受容的、共感的にその感覚と向き合うようにします。一時的に、嫌な感覚、不快な感情になったりするかもしれませんが、やがてそれも身体のなかを通りすぎていきます。

どうしても受けいれられないときもあるかもしれません。その場合は、その「受けいれられないこと」に気づき、「受けいれられない自分」をあるがままに受けいれるようにします。

このような在り方によって、自分自身に対する思いやりと受容の心が育まれていきます。

5 毎日やる

マインドフルネスは、頭で理解するだけでは意味がありません。

実践して身につけるもの、体得するものです。なので、毎日やることが肝心です。

最初は短くても構いません。

通勤時間やトイレなど、ゲーム感覚で日常にとりいれていくことで、瞑想を続けましょう。とても忙しく、毎日できていないことに罪悪感を感じるようでしたら、一分でも呼吸に意識を持つことで「瞑想した」ことにしても大丈夫です。

大切なことは、日々、「今、ここ」に在ろうと意識することなのです。

静と動の練習

残念ながら、この本を読んだらすぐにマインドフルネスをマスターできるものではありません。

それには「脳と心の筋トレ」と称したように、訓練が必要です。

たとえば、合気道をマスターしたいと思ったら、本を読むだけでは身につきません。頭での理解だけではなく、身体で習得していくものです。それに必要な、身体感覚や筋肉をつけていかなければなりません。

また、身体を鍛えてかっこいいお腹になりたいと思ったら、月に一回だけトレーニングに行くのでは不十分です。定期的にトレーニングする必要があり、それ以外の時間も「自分は今、鍛えているんだ」と、意識し続けることで効果は倍増します。そのように意識することで、日常生活でも、食事に気をつけたり、階段を選択したり、小さい積み重ねによってさらに身体が変わります。

同じように瞑想も、本ではテクニックや哲学的なことはわかりますが、その核心部分は、実践しないと理解できません。

そしてまた、7日間だけとか、一ヶ月だけとか、一定期間だけやればいいというものでもありません。継続していく必要があります。そのかわり、一日10分でも、三分でも、時間の無い日には一分でも大丈夫です。**大事なのは習慣として続けていくことなのです。**

でも、その効果を感じはじめるのにそれほど時間はかからないでしょう。

「あれ、なんだか気持ちが軽い」

「今日はいつもより他人の言葉が気にならなかった」

「仕事がはかどった」

など、最初はちょっとした気づきがあるかもしれません。

続けるうちに、自分が変わっていくのを確かに実感できるようになり、そして瞑想をすることが習慣になれば、無理して「瞑想をするぞ」と意気込まなくとも、自然に

〝瞑想的な生活〟が送れるようになっていくのです。

前述したように、心の筋トレ（マインドフルネス）をする場合、身体の筋トレを参考にすることができます。

心の場合、一定時間瞑想をすることがジムでのトレーニングにあたります。

座ったり、仰向けになった状態で行い、意識する対象は、筋肉の代わりに「呼吸」です。

もっとも身近にあり、もっとも退屈な呼吸を注意の対象にすることができれば、身体感覚、音、味覚などにも応用ができます。

まずは、静止した状態で「マインドフルネス」の感覚をつかみ、慣れてきたら、それを日常生活のなかにもひろげていきましょう。

身体を鍛えたい人が、日常生活で筋トレを意識するように、座る、歩く、食べる、話す、運転するなど、いつもの日常的な動きのなかでも、意識を集中させ、自覚しながら行うことでマインドフルネスを実践できるのです。

身体の筋トレと同じ

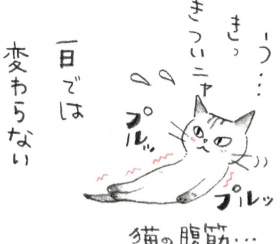

うっ…

きっ

きついニャ

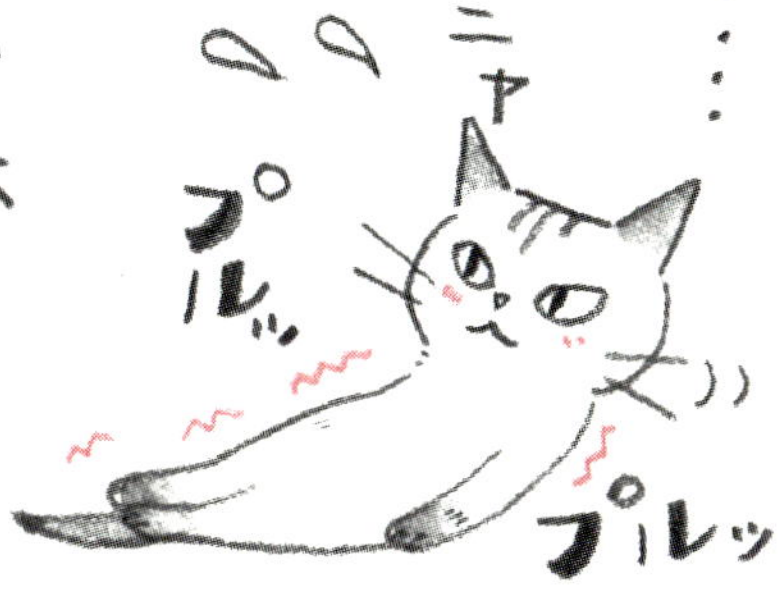

一日では変わらない

猫の腹筋…

日々の実践

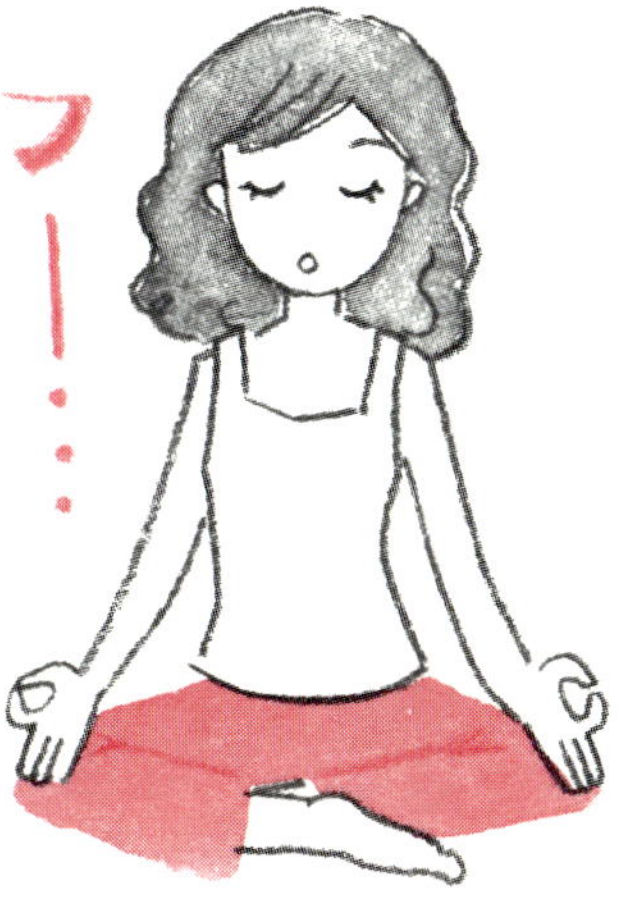

繰り返しが大事です

「気づく力」を高める

マインドフルネスにおいて呼吸に意識を向けることが大切にされているのは、あくまでも「鼻孔を出入りする息の流れやその量」「お腹や胸の筋肉が収縮、弛緩」などの呼吸にともなう身体感覚を、**注意を集中させる対象として使うためです。**

この瞑想では、目的に向かって「努力」したり、思い通りに「操作」しようとするのではなく、「現実をありのまま観察すること」に重きをおいているのです。

ここで大切なのは、「気づき」です。マインドフルネスは、**自分の内面で起きていることに自分で「気づく力」を高めていきます。**

では、なぜマインドフルネスで、「気づく力」が高められるのでしょうか。

頭のなかのおしゃべりは自動的に湧いてきます。

それは、身体の感覚や、痛みを訴える声であったり、未来に対する期待だったり、過去に対する後悔だったりと、さまざまです。でも私たちは、ふだんはその思考と一体化していて、それらのおしゃべりにほとんど気づいてません。

マインドフルネスでは、自然に湧き起こるこのような「考え」「感情」も現在という瞬間の出来事としてとらえて、それに巻き込まれないようにしていきます。

たとえば、

「今日のお昼は何しようかなぁ」

と考え、

「また思考している。今日は集中できていないな」

と、考えたことに対して考えたり……。

思いや思考は泡のように湧いてきますが、一つ一つの考えのなかに入り込まないようにし、**少し引いたところから、まるで「他人事のように観察」し続けていきます。**

ふだんは一体化している自分の「思考」と「感情」も、一つの出来事として対象化するのです。これは一緒にいすぎて相手のことがわからなくなったカップルが、あえて少し距離をおくことによって、お互いのことがよく見えてくるのと似ています。対象が近すぎると見えないことも、適度に距離をとるとよく見えたりします。

このような実践をくりかえすことで、「気づく力」が高まり、「自分」と「思考」や「感情」との間に「スペース」が生まれるのです。

そしてさらに実践を深めていくと、「頭のなかの声」と、それに気づいている「意識」は、別のものであるという感覚になってきます。

自分の意志とは無関係に、勝手に湧いてくる思いや思考とは別の、「観察している自分」がいることに気がつくのです。たとえば、

呼吸を意識している私　↑　に「気づく自分」

呼吸から注意がそれた私　↑　に「気づく自分」

「集中できない」と思った私　↑　に「気づく自分」

といったように、注意がどこかにいっていたことに「気づく自分」、何かを考えたことに「気づく自分」がいることに気づきます。つまり、さまざまな思考を客観的に見ることができる私は、「思考」ではないということがわかります。

このようにくりかえし、自分の心を客観的に観ることで、「気づく自分」が養われ、無意識的な思考や感情から解放され、ストレスが軽減されていくのです。

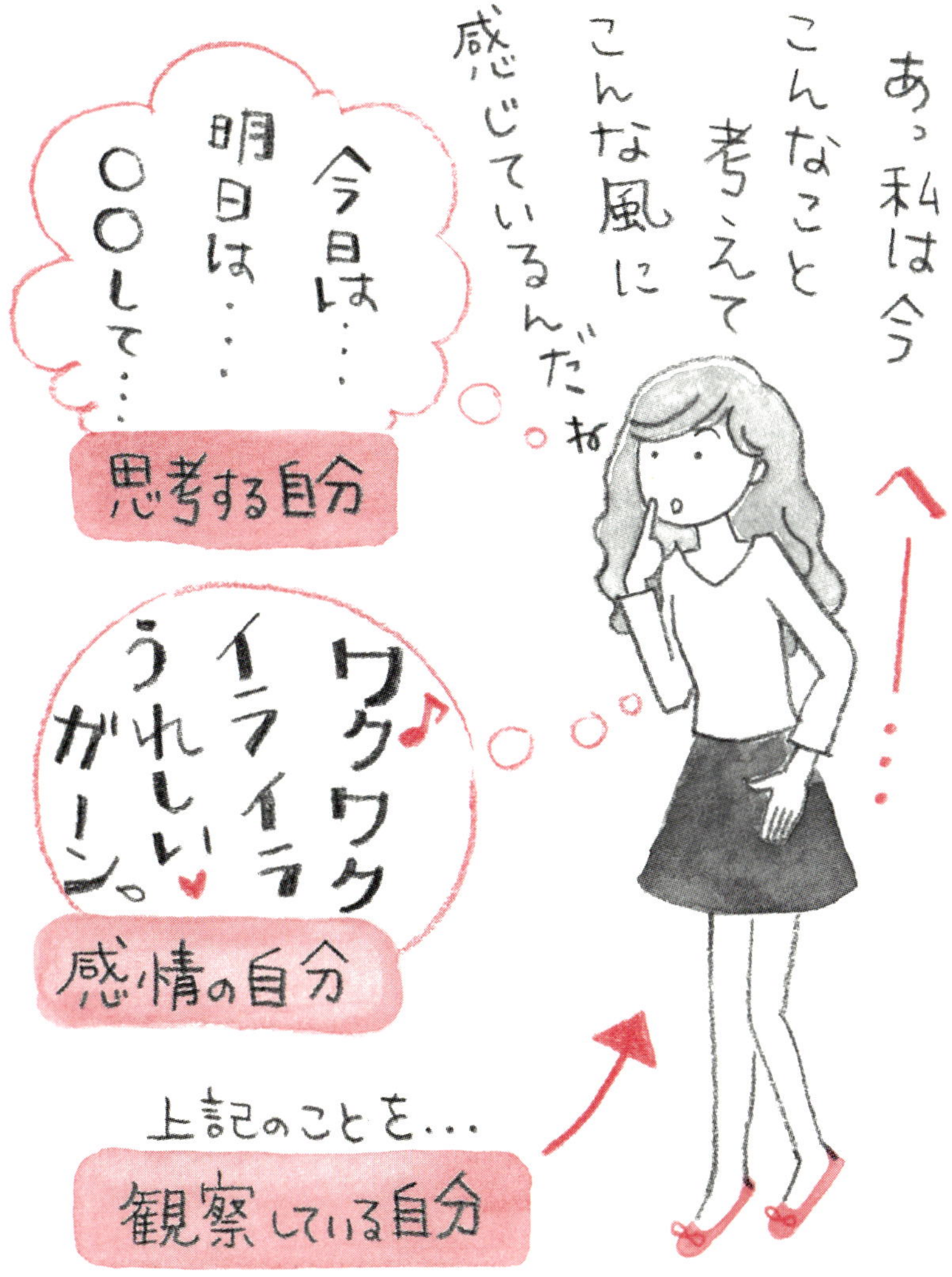
あっ私は今
こんなこと考えて
こんな風に
感じているんだね
へー・・・
今日は・・・
明日は・・・
○○して・・・
思考する自分
ワクワク♪
イライラ
うれしい♥
ガーン。
感情の自分
上記のことを・・・
観察している自分

浮かんでくる雑念の対処法

妄想や雑念をとりのぞくための「ラベリング」というテクニックを紹介します。一瞬一瞬、生じている身体感覚や思考に「気づき」続けることができれば、妄想や雑念はとりのぞけます。

今経験している出来事に、気づいて、気づいたことを言語化し、自覚をすることを「ラベリング」といいます。

まさに、ノートにラベルを貼っていくようなイメージで、感覚を感じたら、その直後に「ラベリング」し、「今、ここ」の出来事を「言葉」で確認していきます。

ラベリングは声に出さず、心のなかで一度だけ唱えます。

音が気になったら、「音」とラベリング。
仕事のことを考えたら、「雑念」とラベリング。
眠くなったら、「眠気」とラベリング。
ほおがかゆくなったら、「かゆみ」とラベリング。
足がしびれてきたら、「しびれ」とラベリング。
食べ物のことを考えたら、「雑念」とラベリング。
腰が痛くなってきたら、「痛み」とラベリング。

と、感じた感覚を心のなかで言葉で確認し、気づきを入れていきます。
また妄想や雑念をとりのぞくためだけでなく、感覚に集中するためのテクニックとしても使えます。

息を吸うときに、「吸っている」とラベリング。
息を吐くときに、「吐いている」とラベリング。

と、一つ一つの呼吸をラベリングすることで注意を向けなおすこともできます。

また歩きながら行う瞑想では、右足の裏の実感を感じたら「右」、左足の裏の実感を感じたら「左」と心に留めながら歩きます。

ただし、ラベリングは、かけ声にならないように、**しっかりと感覚を受け取ってから、言葉で確認するようにします。**

このように内側で起こっていることに気づきを入れていくことで、たいていの思考や不快な身体感覚は消えていきます。

「ラベリング」することで、それが対象化され、手放しやすくなり、また呼吸や身体の感覚に戻ることができるのです。

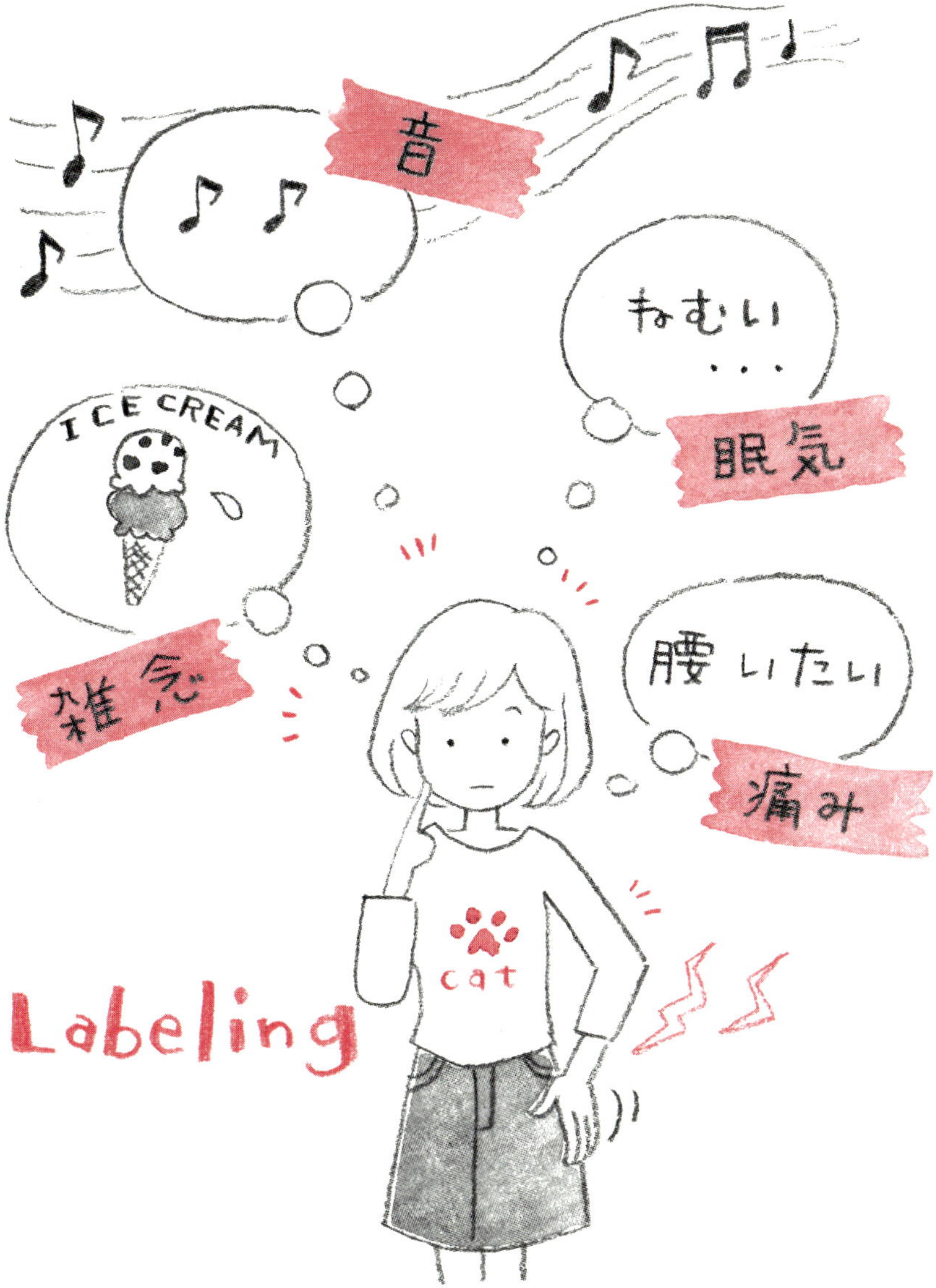
音
ねむい…
眠気
ICE CREAM
雑念
腰いたい
痛み
cat
Labeling

思考とのつきあい方

瞑想中に雑念が湧くのは自然なことです。

湧いてくる思いや思考に気づいたら、無理に消そうとはせず、思考のなかにそれ以上入らないようにして、流していきます。

基本的な対処法は、思考に気づいたら「雑念」と心のなかでラベリングします。言葉で気づきを確認したら、次の吐く息に乗せてゆっくりと解き放っていきましょう。


イメージは「川を流れる木の葉」です。

あなたは、目の前の美しい川を眺めています。

すると、ふと、文字の書かれた「木の葉」がさ〜っと流れてきます。

その「木の葉」とは、「思考」のことです。

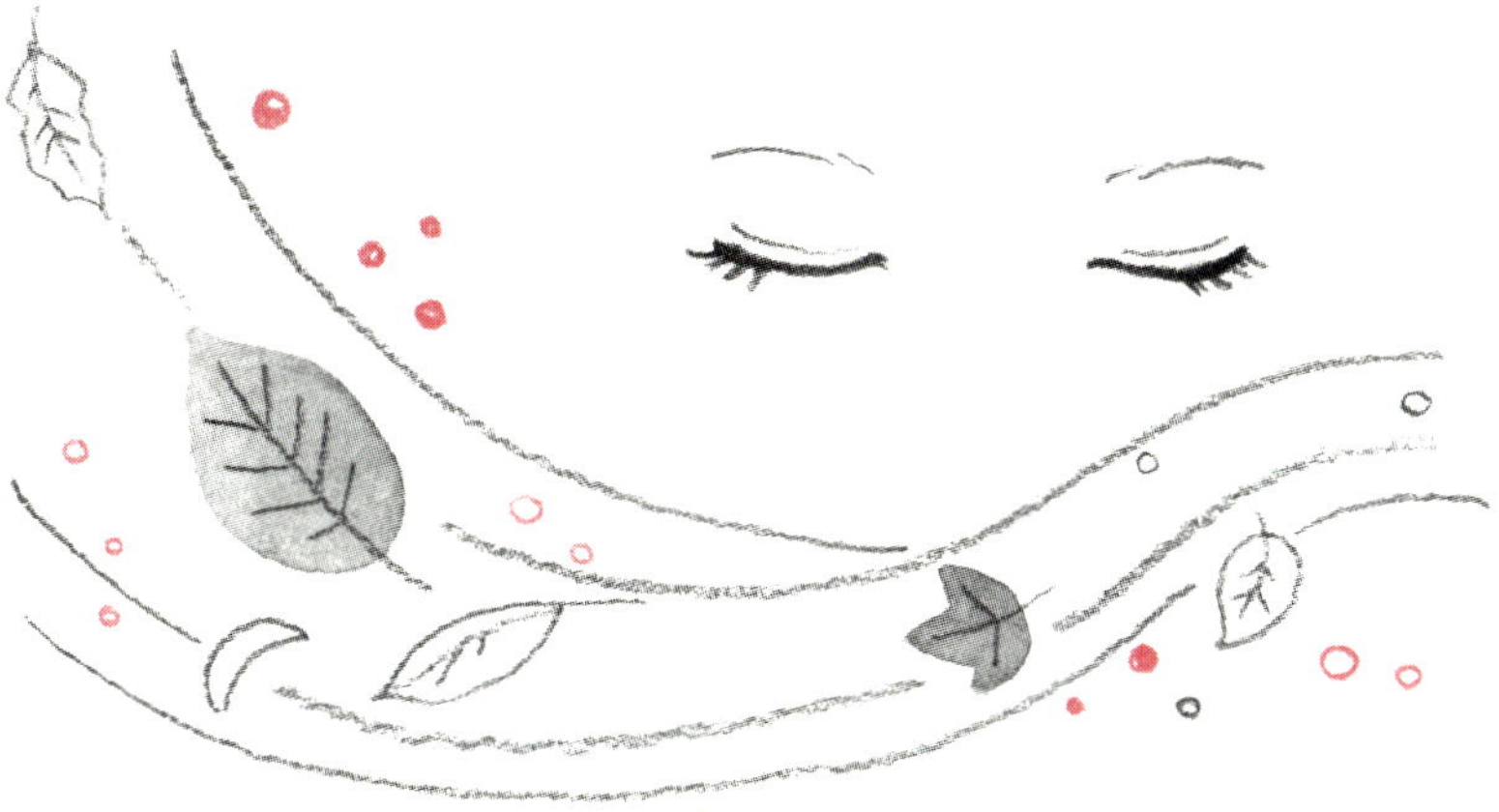

「今日の夕食は何にしよう」と思った。（さ～っ）
「また思考している。集中できていないな」と思った。（さ～っ）
「こんなんじゃダメだ！」と思った。（さ～っ）

色んな色やカタチの「木の葉」がさ～っと流れていくのをただ見送っていきます。

意識は目の前の雄大な川全体に向けながら、思考の「木の葉」が流れていく様子をただ観ていきます。

ときには、ものすごく素晴らしい（と、思わせる）アイデアが浮かんできて瞑想を止めさせようとしますが、それもあとまわしにします。

どんなにキレイな「木の葉」（素晴らしいと思える思考）も、どんなに汚い「木の葉」（最悪と思える考え）も、少し引いたところから眺めます。

「へ～、私はこういうことを考えていたんだね」

といった感じで、すべての思いや思考を、自動的に湧いてきたものとしてとらえ、**他人事のように観察します。**

こんな風に、思考と自分を切り離せれば、またいずれ無思考の状態が訪れます。

私たちの心には、もともと一カ所にとどまっているのが苦手で、落ち着かない「猿」のような習性があります。だからどんなに気をつけていても、気づいたら、その「木の葉」に飛び乗ってしまって、いつのまにか思考の流れでおぼれていたということがよくあります。

そのときに大切なことは、思考におぼれたことを良いとか悪いとかジャッジしないことです。

まるで道に迷った子供を家に連れ帰るかのように、とても大らかな気持ちで何度でも集中の対象に戻します。

呼吸や身体感覚を感じることで、頭から、身体に意識を戻すことができます。

体の感覚と外部の音について

身体に違和感を感じて集中できないこともよくあると思います。

たとえば、身体の一部が痛くなったり、ムズムズしたり、かゆくなったり、ずっと座っていて、ひざや腰などが痛くなってきたりして、意識が乗っとられることがあります。

または、近くで工事がはじまったり、遠くのほうからサイレンの音が聞こえてきたり、人の声や機械音が気になって、ぜんぜん集中できなくなることもあります。

大切なことは、内側で起こっていることに気づき、観察することです。

このような場合も、身体の不快感や騒音などによる自分の反応を観るいいチャンスととらえるようにします。

その刺激や出来事をどうとらえたのか、そのときに湧いた思考や感情に気づきます。そして、すぐに反応的にならず、マインドフルに観察していきます。

こうした違和感が強くなり、どうしても我慢できなくなったときには、二つの対処法があります。

対処方法1——反応しない

自分の反応に気づき、不快感や痛みを受けいれるようにする方法です。

身体からのいいぶんに耳を澄まし、まずは身体が訴えてきていることをありのまま受けいれます。

そして、強い感覚を感じているところに注意を集中させていきます。痛みとか、かゆみとかの言葉ではなく、先入観を捨てて、その純粋な感覚を感じとりながら、その感覚と一緒に、呼吸します。

ある程度落ち着いてきたら、また集中の対象に注意を戻すようにします。

このように不快感や騒音に対しても**反応せず、観察する**ことで、刺激と反応のあいだに「間」を置くことができます。

瞑想中に不快感に対する自分の反応を観ることで、日常生活においてストレスや痛みに直面したときにも、必要以上に反応的にならず、落ち着いて対処できるようになります。

『スタンフォードの自分を変える教室』（神崎朗子訳、大和書房、2012年）の著者であるケリー・マクゴニガル氏も、タバコやお酒に対する欲求が湧いてきていることに気づいたら、呼吸を調えるだけでも効果があると書いています。日常生活でも不快感に出会ったとき、感情的、反応的になりそうなとき、それに気づいたら、一呼吸おいてみましょう。

対処方法2――マインドフルに対処する

かゆみや痛みに気づき、数回呼吸をして観察してみたけど、やっぱり「かゆい！」「痛い！」と強く感じて身体を動かしたくなった場合も、すぐに反応せず、マインドフルネスを保ち続けます。

自分が動く意図を感じてから、意識的に動き、その感覚の変化を観察します。そのときの動く感覚、かいたときの感覚、かいた後の余韻にも注意を向けていきます。

違和感や不快感があっても、すべてをマインドフルネスのトレーニングととらえて解消していくのが大切です。

Column

自己否定の思考に気づいたら？

「雑念」に対しては、基本的にはラベリングをして、他人事のように受け流すようにしますが、それでも思考が止まらない場合のための雑念のしずめ方を紹介しましょう。

◆ストップ！

思考で頭がいっぱいで、ラベリングしても消えない。そんなときに使います。この方法は、瞑想時だけではなく、日常で思考がグルグルしてしまっているとき、気分を切り替えたいときにも使えます。

心のなかで「ストップ！」といって、頭のなかを空っぽにします。その際、首から上がなくなるイメージを加えてもいいでしょう。そして呼吸に意識を戻し、集中しなおします。そこに評価や感情は入れずに、ニュートラルにはっきりいうのがポイントです。

たいていの場合は一回で消えると思いますが、再び湧いてきたら、また「ストップ！」と、いいます。

瞬時に無思考状態をつくり、頭のなかをリセットする裏技です。

◆徹底的に向き合う

もう一つの対処法は真逆です。思いが浮かんでくるのを無理に抑えようとせず、とことん向き合う方法です。瞑想中に湧いてくる雑念、心配事や気がかりなこと、どうしても考えたいことを、徹底的に考えてみるのです。

無意識に現れてくることは、気になることなんだと認め、それを受けいれると、雑念がしだいになくなり、無の状態になります。

しっかりと思考と向き合うことで、今、自分が何を感じ、何を考えているかを自覚することもできます。

そして、大切なことなので何回も書きますが、瞑想中に、気づいたこと、感じたことには評価や判断をくださず、良い、悪いというジャッジもしません。

もしも頭のなかで、自分自身に対してダメ出ししたり、否定的なことばかりいっていることに気づいたなら、その思考からどんな感情が生まれているのかを観ていきましょう。

自動的に湧いてくる頭の中の批判的な声によって、ストレスやネガティブな感情が生まれます。

このような懲罰的な声に気づいたら、すぐに手放していくようにします。

その代わりに、自分自身に対しても思いやりの言葉をかけてあげましょう。それによってストレスが軽減され、心と身体にエネルギーがたまっていき、自分自身との関係がより親密になっていきます。

Capter 3

もっと
自分らしく
生きるために

日常生活をマインドフルにすごす

瞑想でマインドフルな感覚がつかめたら、今度はそれを日常生活にもどんどんとりいれていきましょう。

瞬間、瞬間に意識を向けて、なにごとも心を込めて行えば、日常生活のすべての動きがマインドフルネスのトレーニングになります。

何かをするための〝手段〟としてではなく、今目の前のことをすることこそが〝人生の目的〟であるかのように集中していくと、「今、ここ」とつながることができるのです。

自分なりに、やりやすいところから、少しずつマインドフルな時間を増やしていきましょう。そして日常生活で思ったこと、考えたこと、感情や気分などの心の働きも、呼吸や音と同じように客観的に観察してみましょう。

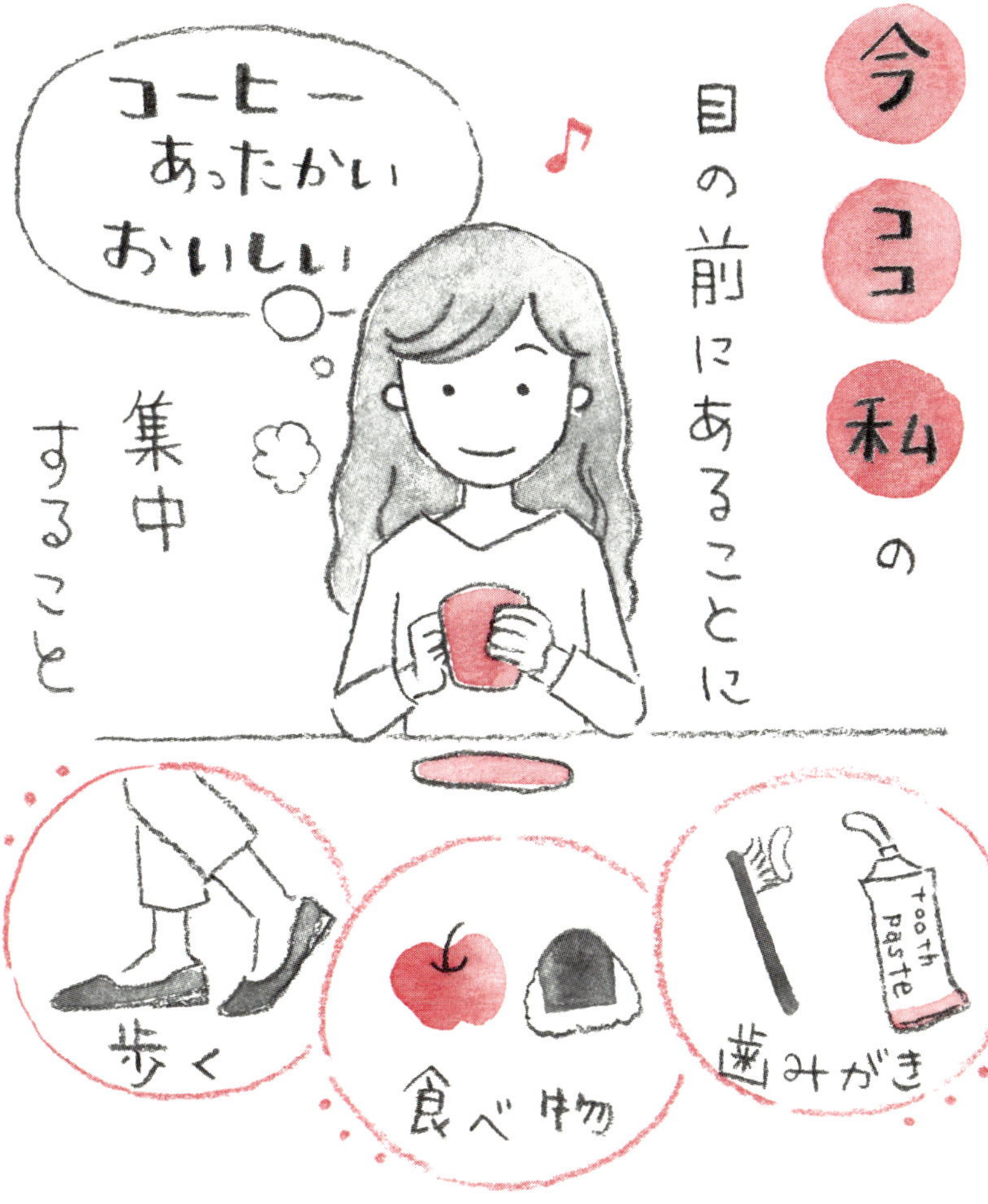

日々の様々なことをゲーム感覚で

「いつものパターン」から自分を解放しよう

瞑想では、感じていることを評価や判断をくださずに、あるがままに観察します。不快な感覚に対しても、すぐに反応的にならずに、客観的に観察していきます。

瞑想を習慣化し、気づく力が高まってくると、今まで無意識に反応していたことを自覚できるようになります。

たとえば、なかなか来ない電車を待っているとき、「焦り」を感じていることに気づいたり、満員電車のなかなど、不快指数が高い状況で、「イライラ」や「ストレス」を感じていることに気づいたりするかもしれません。

これを心理学では「無意識」の「意識化」といいます。

自分が無意識に考えていること、感じていることに気づいて、自覚するだけでも、それに巻き込まれにくくなります。

それまで感情的になっていた状況で一呼吸おくことができたり、考えてもどうしようもないことをあれこれ考えるのを止めることができたり、意識的に選択ができるようになるのです。それまで習慣的に、自動的にくりかえされていたパターンから、自分自身を解放することができます。

また前述したように、「感情」は「身体感覚」と密接につながっています。

たとえば「怒り」という心理状態と、「怒り」を感じているときの身体の状態は、切り離すことができません。私たちは呼吸や筋肉など生理反応の変化によって、自分がどんな気分か、どんな感情を感じているのか自覚しているのです。

ということは、身体感覚や呼吸の変化に気づくセンサーが高まれば、自分の感情や気分の変化を「意識化」しやすくなり、また反対に、身体感覚や呼吸に対して気づく力が弱ければ、自分の感情や気分の変化に気づきにくくなるといえます。

瞑想で、身体や呼吸の感覚に対して注意を向ける理由はまさにここにあるのです。

ここで誤解のないようにお伝えしておくと、「感情を直接変えることはできない」

ということです。感情は自然に湧いてくるもので、そもそも感情そのものに、「良い」も「悪い」もありません。

しかし私たちは、ネガティブな感情による痛みを感じないために、ハートを閉ざして感受性を鈍らせて、自分の心を守ろうとします。そうして抑圧された未消化の感情は決して消えることはありません。体や無意識の領域に閉じ込めてしまうだけです。

また感情の抑圧が習慣化されると、感情を「感じる力」が鈍ってきます。

「感じる力」が鈍ってくると、ネガティブな感情を感じにくくなるのと同時に、ポジティブな感情も感じにくくなってきます。

そうすると、生きる喜びやワクワクを感じる力も弱くなり、自分が本当にしたいことがわからなくなったり、日々の感動が薄れていくように感じるようになってしまうのです。

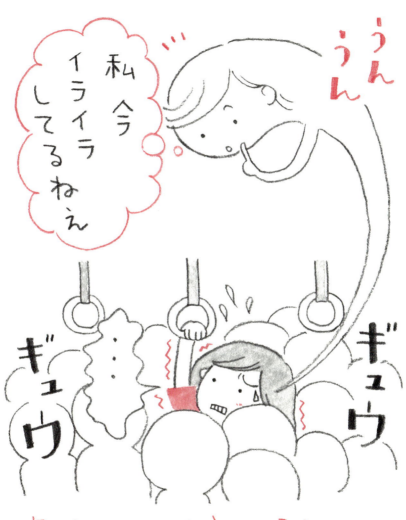

気づきセンサーを高めよう!!

瞑想で「感性」を高める

心には「理性」と「感性」という二つの側面があります。頭脳（マインド）で考えるのが「理性」であり、身体（ハート）で感じるのが「感性」です。

重要な決断をするとき、よく「心の声を聞く」ことが大切だといわれますが、この場合は感性（ハート）の声を聞くことを指し、「自分のインスピレーションや直感、ワクワク」を信じるということなのです。

直感やインスピレーションは、言語や論理ではなく、身体感覚として現れます。

あなたが大切な意思決定をするとき、たとえば「どちらの人と付き合うべきか？」「本当にやりたいことはなにか？」といった選択を行うときには、そのときの「ワクワクする感じ」など、身体感覚を感じることが大切です。

このような身体感覚を感じる力は、もちろん私たちに本来そなわっているもの。ただ私たちは、頭（マインド）に偏りがちになって身体（ハート）がおろそかになっているせいで、直感を感じにくくなっているようです。

なぜなら学校では、合理的、論理的に理解するための思考力を訓練されますが、身体や自然を感じることはあまり重視されないからです。さらに大人になってくると、社会生活を営むなかで、素直な感情を表現する機会も減ってきます。

頭（マインド）で考えると、「損か得か」「正しいか間違っているか」「まわりからどう見られるか、どうあるべきか？」を基準に判断するようになります。

その結果「今、自分がなにを感じているのか？」がわかりにくくなっていくのです。

瞑想は、そんな現代人が頭（マインド）と身体（ハート）のバランスをとるための最高のツールです。呼吸や身体の感覚を繊細に観察することによって、感じる力が高まり、**感情や感覚の小さなシグナルを受信できるようになります。**

自分が本来持っている無垢なハートに近づき、明晰で、創造的な思考力と洞察力を高めることができるのです。

次の項では、さらにハートの声を聞けるようになるための方法を三つ紹介します。

心の声を聞く方法

1 五感で感じていることに意識を向ける

「今、五感を通して何を感じているのか？」

と自分に問いかけてみましょう。

どこかを目指し、何かをする状態（doingモード）から、「今、ここ」にただ在る状態（beingモード）に切り替えます。

できるだけ自然のなかに出かけていき、五感で感じることに意識を向けてみましょう。森や海辺を散歩して、その香りや、風が皮膚に触れる感覚、波の音、鳥のさえずりに耳を澄ましてみましょう。

しばしのあいだ、頭で考えることを休み、まるで子どものころの自分が世界を眺めるかのように五感を開き、全身で周囲の自然を感じてみましょう。

2 歌ったり、踊ったり、ヨガをしたりする

歌ったり、踊ったり、自己表現をすることでもハートが開きます。

感情が湧き出たときは、可能であれば叫んだり、泣いたり、笑ったりして解放してあげましょう。

感情の抑圧は、呼吸の抑圧、筋肉の収縮につながり、身体の奥にも蓄積していきます。ヨガやストレッチで身体の緊張をゆるめ、呼吸を開放することで、心もゆるみ、ハートがオープンになっていきます。

3 自分の身体感覚、感情に意識を向ける

「今、身体のなかにどんな感覚がある？」「今、どんな感情が湧いている？」と自分に問いかけることで、気づく力が高まります。

感情が湧いてきていることに気づいたら、それをジャッジせずに、味わってあげるようにしましょう。

喜びや感動と同じように、悲しみ、不安などの感情を感じている自分を認めるようにします。自分の感情や素直な気持ちに気づいて味わってあげることで、感受性が高まっていきます。

自分の感情をみる練習

自分が感じている感情を感じきること、味わうことを「自己受容」といいます。

心のなかで自分に、「今、何を感じている？」とたずね、湧いてきた感情や感覚に対して、「気づいたよ」と声をかけるだけでも、それを「対象化」することができます。その感情と一体化していない、**観察者の視点**に立つことができ、その結果、それに巻き込まれにくくなるのです。

そしてさらに、その感情に「いていいよ」ということで、自分が感じていることを否定したり、無視したりしているわけでもなく、その感情とつながりながらも、少し引いたところから観察している距離感が生まれるのです。

感情を味わうとは、反応的になったり、発散したり、巻き込まれたりするのとは違います。また感じていないフリをしたり誤魔化したりするのとも違います。

その感情を「良い」「悪い」と判断せずに、**ありのまま受けいれていくのが「自己受容」なのです。**

このように自分自身が感じていることを否定せず、また無理に肯定もせず、内側でしっかりと感じていくと、感情は消化されます。

ただし、その感情が大きくて、自分ひとりで抱えきれない場合は、無理はせず、身体を動かして発散させたり、人に聞いてもらったりして、しばらく時間がたってから感じるようにしていきましょう。

このようにほとんどの感情は受容することで消化されますが、「怒り」だけは例外です。

「怒り」を直接、感じようとすると、よけいにイライラしてきます。また「怒り」の感情に支配されると、自分や他人も傷つけるので注意が必要です。

では、どうしたらいいのでしょうか？

それは、「怒り」の「本質」を知ることです。「怒りの仕組み」を知れば、対処しやすくなります。

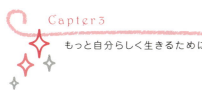

「怒り」の対処法を知ろう

「怒り」は二次的な感情といわれています。実は、**「怒り」の背後には、「恐れ」や「不安」「がっかり」「寂しさ」「惨めさ」などの一次感情があるのです。**

ですから、「怒り」の対処法は、その根っこにある自分に生じた一次感情に気づいてあげることです。「怒り」の直前に感じたであろう感情をしっかりと受けいれることで、「怒り」も自然と収まっていくのです。

これは、他人の怒りに対峙するときも同じです。

人の怒りの裏にある不安や恐れといった「傷つき」に気づき、相手の視点に立ってみて、共感するようにします。**怒っている人は、「傷ついている人」「困っている人」「苦しんでいる人」ととらえることができれば、自分もそれに過剰に反応することはなくなります。**

「怒り」に対して「怒り」を表現することは、あまり意味はないのです。

相手を「敵」ではなく、「自分と同じように、悩み、苦しみから解放されて幸せになりたいと願っている、一人の人間だ」、そんな風にとらえると、自分の感情も、「怒り」から「慈悲」に切り替えることができます。

感情が「抑圧」されると、自分の感情への「感じる力」が鈍っていくだけではなく、他人の感情に共感する力も鈍っていきます。

つまり、自分の悲しみを感じないようにしている人は、他人が感じている悲しみに共感できなくなり、反対に、自分の悲しみをしっかり受容できる人は、他人の悲しみにも共感し、それを分かち合うことができるのです。

自分が感じていること――ネガティブな感情や、不快な感覚、弱いダメな自分も否定せず、無二の親友のような共感的な眼差しを向けて、ありのまま受けいれるようにすることで、思いやりや共感する力が高まり、家族や友人、同僚、外側の世界ともつながっている感覚を得ることができます。

思考と感情の裏にある「モノの見方」に気づく

先ほど「自分の感情は、直接変えることはできない」と書きました。

それならば、自分の「なに」を変えていったらいいのでしょうか。

結論から先にいうと、変えることができるのは、「考え方（思考）」です。「考え方」を変えることで、間接的に「感情」を変えることができるのです。


私たちの「感情」は、その出来事や状況を、どう受けとったかによって変わります。

たとえば、

「学生時代の友人を見かけたので挨拶したのに、返事がなかった」

という状況があったとします。もしもあなただったら、この出来事をどんな風にとらえますか？　どんな思考や感情が生まれると思いますか？

もしかしたら、

「自分は嫌われているのかもしれない」（不安や孤独）
「挨拶を返さないなんて、非常識なやつだ！」（相手に対する怒り）
「仕事が忙しくて、急いでいたのかもしれない」（少しの不安、ゆったり気分）
などの考えが浮かんだかもしれません。

このように、同じ出来事でも、その体験をどう解釈したかで、全く違う「感情」が生まれます。つまり、味わう感情が人それぞれ違うのは、その出来事に対する「考え方」が異なるからなのです。

つまり、人間の悩みや感情は、何かの出来事によって直接生じるのではなく、その出来事に対するその人特有の「考え方」によって生じているということです。

強い「感情」が湧いてきているときに気づいたら、そのとき、無意識に考えていたことを観ていきましょう。その出来事に対する解釈の仕方を変えることで、「感情」を変えることができるかもしれません。

さらに具体例を挙げて見ていきましょう。

たとえば、あなたが人前で話すとき、強い「不安」や「緊張」を感じていたとします。この「不安」や「緊張」を直接操作しようとすると、かえって混乱します。

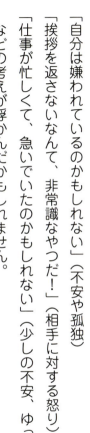

しかし、その緊張のもとにある「考え方」であれば、自分の意志の力で変えることができます。

もしも、緊張していたときに、

「緊張してはいけない、失敗してはいけない」「人からよく見られなければならない！」と考えていたことに気づいたら、その「思考」をゆるめていきます。

「緊張してはいけない、失敗してはいけない」

↓「失敗しても死ぬわけじゃない。緊張してもいいから、想いはしっかり伝えよう」

「人からよく見られなければならない！」

↓「人からどう見られるかよりも自分らしくいこう」

などと、考え方を変えていきます。

無理に感情を変えようとすると自分を否定したり、抑圧することになりますが、その緊張の原因にある出来事に対するとらえ方、考え方、または行動を変えていくようにすることで、結果として感情も変わっていきます。

同じものを見ても、そのとらえ方、感じ方は、100人いたら100通りあります。ということは、ネガティブな感情、悩みの根っこにあるものは、その出来事や状況そのものにあるではなく、「自分がどう考えたか」「どう解釈したのか」によるものであるということになります。

すべての人や状況、出来事には、良い面と悪い面（陰と陽）が必ずセットで存在します。ですから幸せになるか不幸になるかは、ものごとの見方、考え方によって決まるということです。

瞑想で「思考」を切り離すトレーニングをすることで、思考と自分との間にスキマが生まれ、自動的に湧いてくる思考や感情に巻き込まれにくくなります。

瞑想の実践によって、自分を苦しめる思考パターンや行動パターンに気づき、それを減らしていくことで、ストレス、苦しみは確実に減っていくはずです。

吉田　昌生（Yoshida Masao）

瞑想、ヨガ講師。YOGA BEING 真鶴代表。
精神的な不調和を経験したのをきっかけに、理想的な心と身体の在り方を瞑想、ヨガ、心理学などを通して研究しはじめる。インドをはじめ35カ国以上を巡り、様々な文化に触れながら各地の瞑想やヨガを実践する。
現在は神奈川を拠点に、瞑想をベースにしたヨガクラスを指導。

日本ヨーガ瞑想協会 綿本ヨーガスタジオ講師
全米ヨガアライアンス200時間指導者トレーニング修了他

ホームページ　http://www.masaoyoshida.com/
メールアドレス　masaoyoga@gmail.com

★本書特典！ 無料メルマガ
「マインドフルネス瞑想入門メール講座」 http://ma30.xsrv.jp/lp-2/
紙面の都合で掲載できなかった情報を大公開！瞑想をこれから始める人のための３ヶ月間実践型プログラムです。「一人だと瞑想がなかなか続かない……」そんなお悩みに、吉田昌生先生が日常生活でマインドフルネスを続けるコツや注意点を分かりやすくお伝えします。

本書は『1日10分で自分を浄化する方法　マインドフルネス瞑想入門』（WAVE出版刊）を再編集・加筆したものです。

1日3分聴くだけ！
心がスッキリ片づく習慣

2016年5月26日　第1版第1刷発行

著者――――吉田昌生
発行者――――玉越直人
発行所――――WAVE出版
〒102-0074　東京都千代田区九段南4-7-15
TEL 03-3261-3713
FAX 03-3261-3823
振替 00100-7-366376
E-mail：info@wave-publishers.co.jp
http://www.wave-publishers.co.jp

印刷・製本――――シナノ パブリッシング プレス

©Masao Yoshida 2016 Printed in Japan
落丁・乱丁本は送料小社負担にてお取り替え致します。
本書の無断複写・複製・転載を禁じます。
ISBN978-4-86621-006-3